U0275347

图书在版编目（CIP）数据

睡前小百科 . 我们为什么要睡觉？ / 英国大英百科
全书公司著；（英）克里斯汀·古迪希等绘；徐海幨译
. -- 福州：海峡书局，2021.9（2021.9 重印）
（大英儿童百科）
书名原文：Britannica 5-Minute Really True
Stories for Bedtime
ISBN 978-7-5567-0848-2

Ⅰ . ①睡… Ⅱ . ①英… ②克… ③徐… Ⅲ . ①睡眠—
儿童读物 Ⅳ . ① R338.63-49

中国版本图书馆 CIP 数据核字 (2021) 第 154516 号

Sleep & Dreams

Text © 2020 What on Earth Publishing Ltd. and Britannica, Inc.
Illustrations on pages 8–21 and 38–39 © 2020 Maddy Vian
Illustrations on Contents and pages 22–37 © 2020 Jacqui Lee
Illustrations on pages 40–55 © 2020 Christine Cuddihy
Britannica Books is an imprint of What on Earth Publishing, in collaboration with Britannica, Inc.
First published in the United Kingdom in 2020
Simplified Chinese Translation copyright © 2021 United Sky (Beijing) New Media Co., Ltd.
The simplified Chinese translation rights arranged through Rightol Media （本书中文简体版权经由
锐拓传媒旗下小锐取得 Email:copyright@rightol.com）
All rights reserved.

著作权合同登记号：图字 13-2021-060 号

出 版 人：林　彬
责任编辑：廖飞琴　魏　芳
特约编辑：黄　刚
美术编辑：陈　玲
装帧设计：史木春

我们为什么要睡觉？
WOMEN WEISHENME YAO SHUIJIAO

作　　者：英国大英百科全书公司
绘　　者：[英] 克里斯汀·古迪希　等
译　　者：徐海幨 译
出版发行：海峡书局
地　　址：福州市白马中路15号海峡出版发行集团2楼
邮　　编：350001
印　　刷：天津联城印刷有限公司
开　　本：889mm×1194mm　1/16
印　　张：3.5
字　　数：40 千字
版　　次：2021 年 9 月第 1 版
印　　次：2021 年 9 月第 2 次
书　　号：ISBN　978-7-5567-0848-2
定　　价：180.00 元（全 4 册）

未小读
UnRead Kids
和世界一起长大

未读CLUB
会员服务平台

大英儿童百科
·睡前小百科·

我们为什么要睡觉？

每天 5 分钟，关于睡眠与做梦的小百科

英国大英百科全书公司　著

[英] 克里斯汀·古迪希　等 绘

徐海帏　译

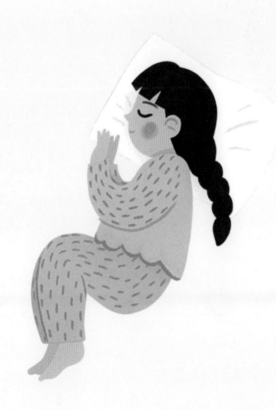

海峡出版发行集团｜海峡书局
THE STRAITS PUBLISHING & DISTRIBUTING GROUP

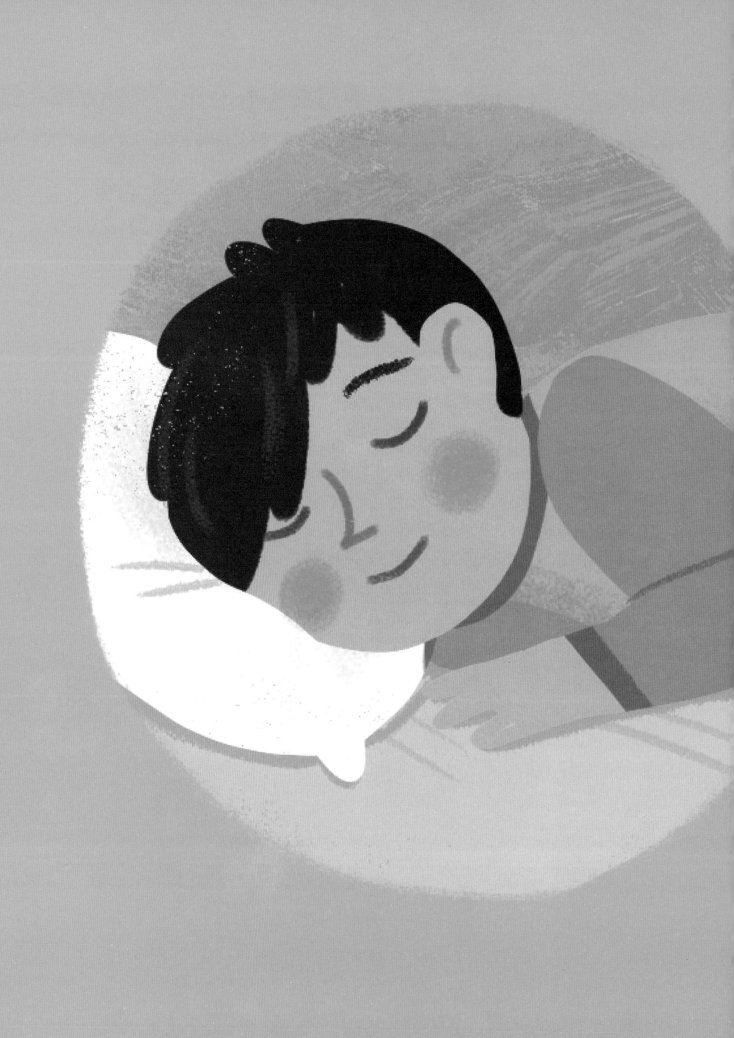

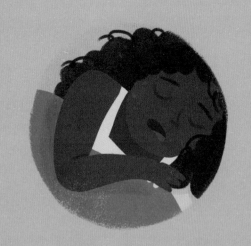

目　录

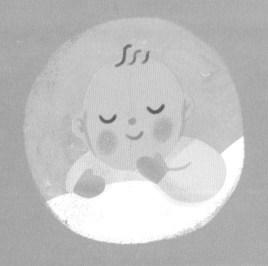

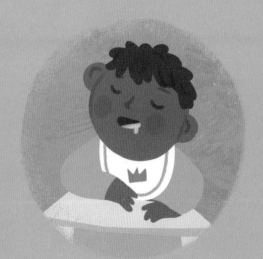

我们为什么要睡觉？

我们一辈子要花很长时间睡觉。事实上，小孩子几乎有一半的时间都在睡觉。

这是为什么呢？因为我们的身体需要睡眠。睡眠跟吃饭和运动一样重要。

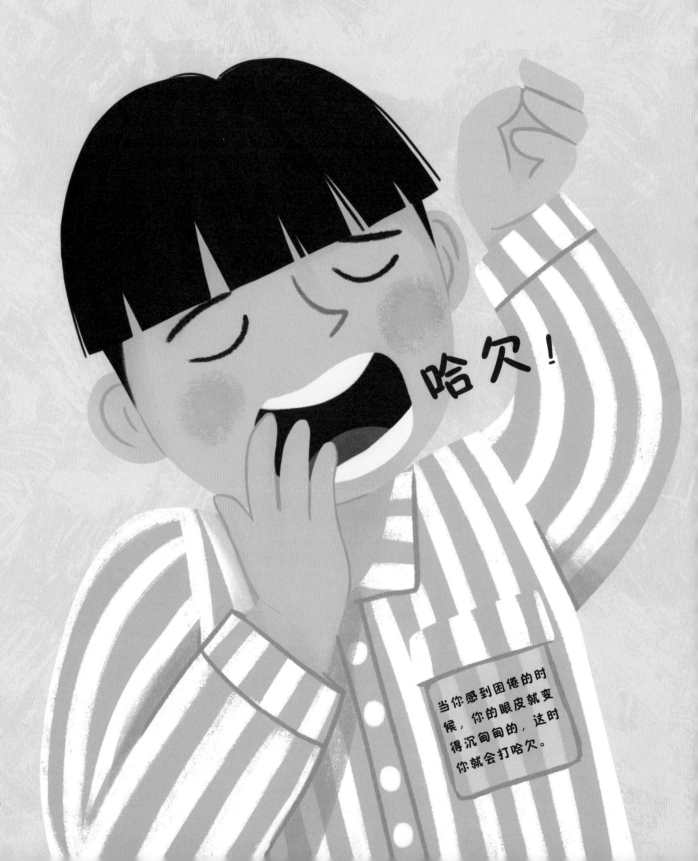

哈欠！

当你感到困倦的时候，你的眼皮就变得沉甸甸的，这时你就会打哈欠。

你是否想过为什么我们要在晚上睡觉，而不是白天呢？这是因为我们身体里有一个"生物钟"。你看不见它，但它会根据日出日落判断出什么时候是晚上，什么时候是白天。当夜晚到来、天色变暗的时候，生物钟就会通过大脑告诉你，该睡觉了。只不过，大家上床睡觉的时间并不相同……

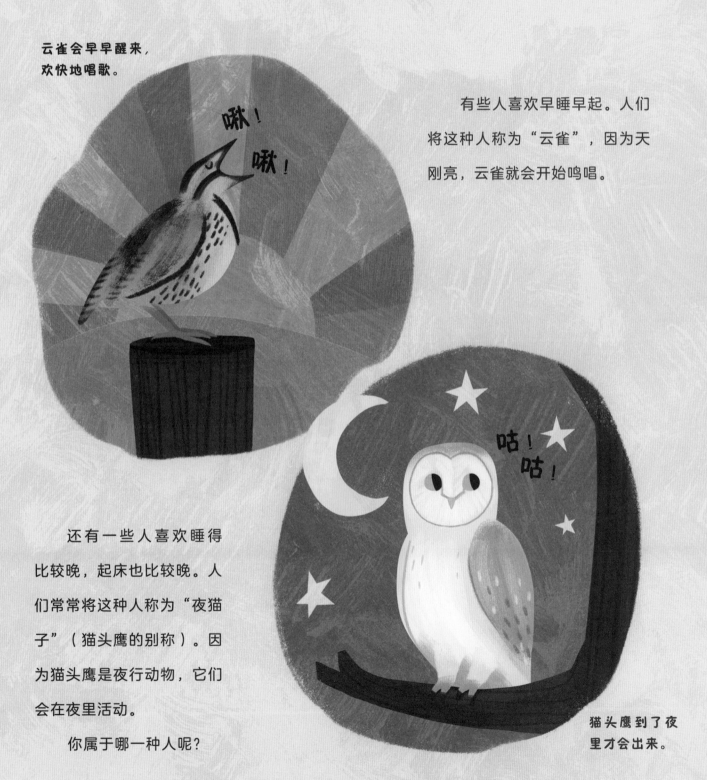

云雀会早早醒来，
欢快地唱歌。

啾！
啾！

有些人喜欢早睡早起。人们将这种人称为"云雀"，因为天刚亮，云雀就会开始鸣唱。

咕！
咕！

还有一些人喜欢睡得比较晚，起床也比较晚。人们常常将这种人称为"夜猫子"（猫头鹰的别称）。因为猫头鹰是夜行动物，它们会在夜里活动。

你属于哪一种人呢？

猫头鹰到了夜
里才会出来。

那么，睡眠究竟是什么呢？睡眠就是自然状态的休息。当你睡着时，你的意识会将周围发生的事情隔绝在外，让你不受干扰。睡眠有几个不同的阶段，每天晚上这几个阶段都会重复出现：

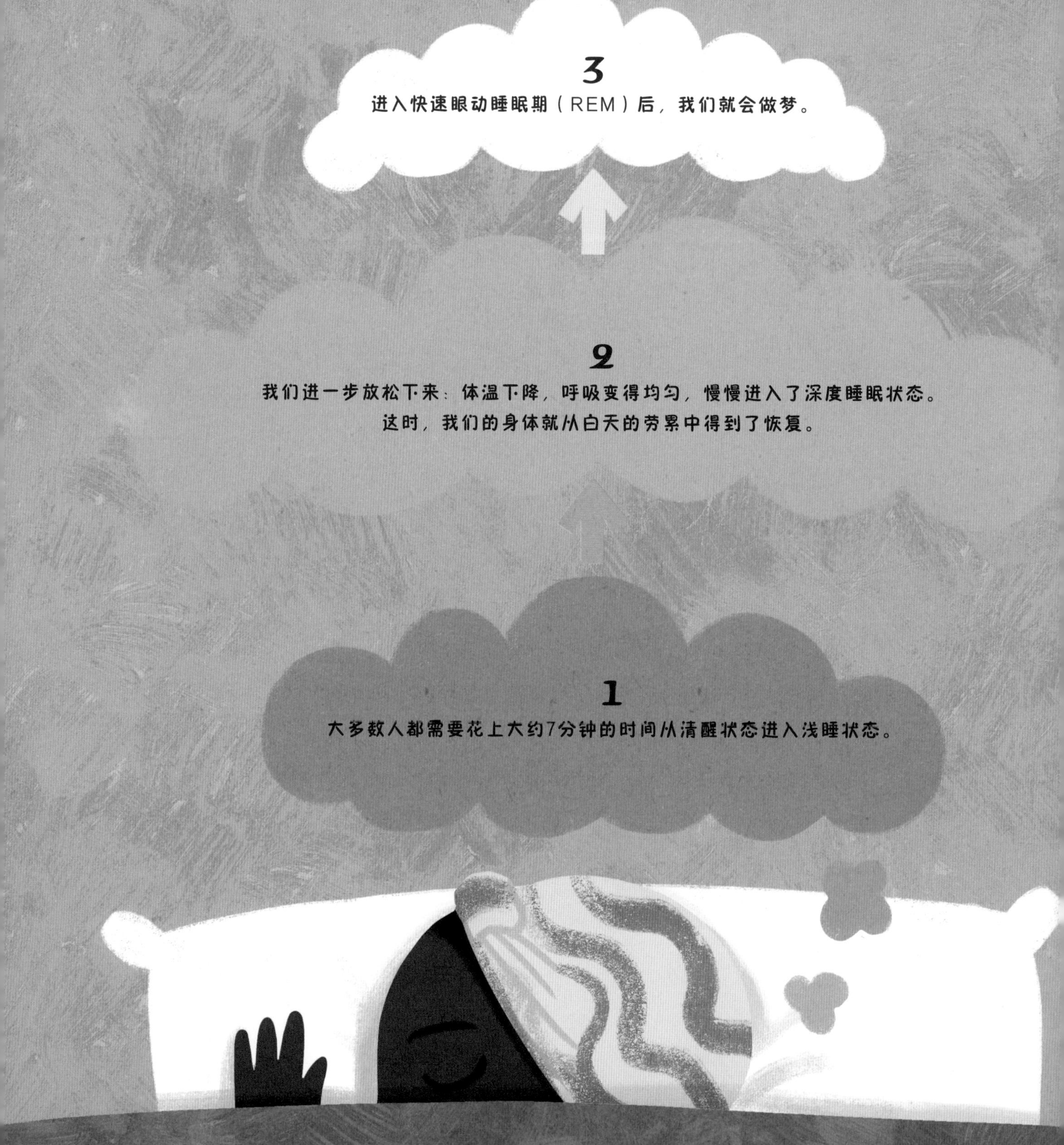

3

进入快速眼动睡眠期（REM）后，我们就会做梦。

2

我们进一步放松下来：体温下降，呼吸变得均匀，慢慢进入了深度睡眠状态。这时，我们的身体就从白天的劳累中得到了恢复。

1

大多数人都需要花上大约7分钟的时间从清醒状态进入浅睡状态。

大多数人都有自己比较习惯的睡觉姿势。以下是几种常见的睡觉姿势，你偏好哪一种姿势呢？还是喜欢滚来滚去，变换各种不同的姿势？

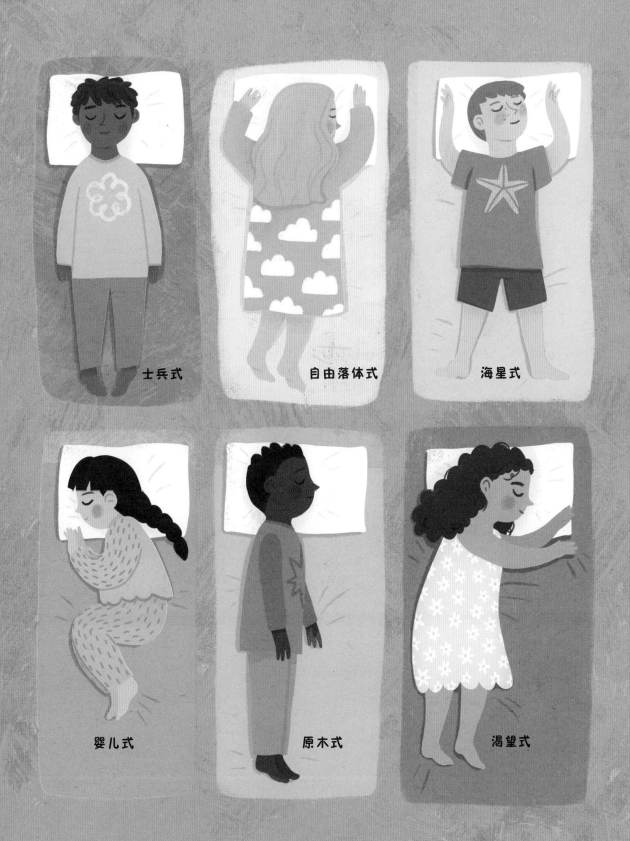

士兵式

自由落体式

海星式

婴儿式

原木式

渴望式

睡眠会以不可思议的方式影响你身体的每一个部分。睡觉的时候,你的大脑会得到休息,并清理掉白天那些没用的信息。在夜里熟睡对你还会有以下这些好处。

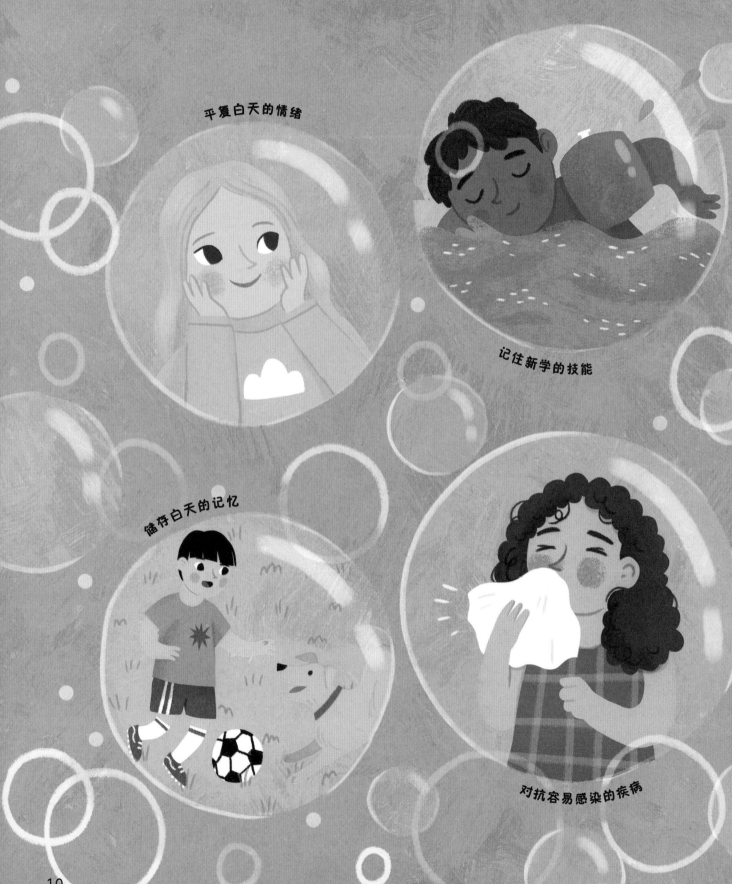

平复白天的情绪

记住新学的技能

储存白天的记忆

对抗容易感染的疾病

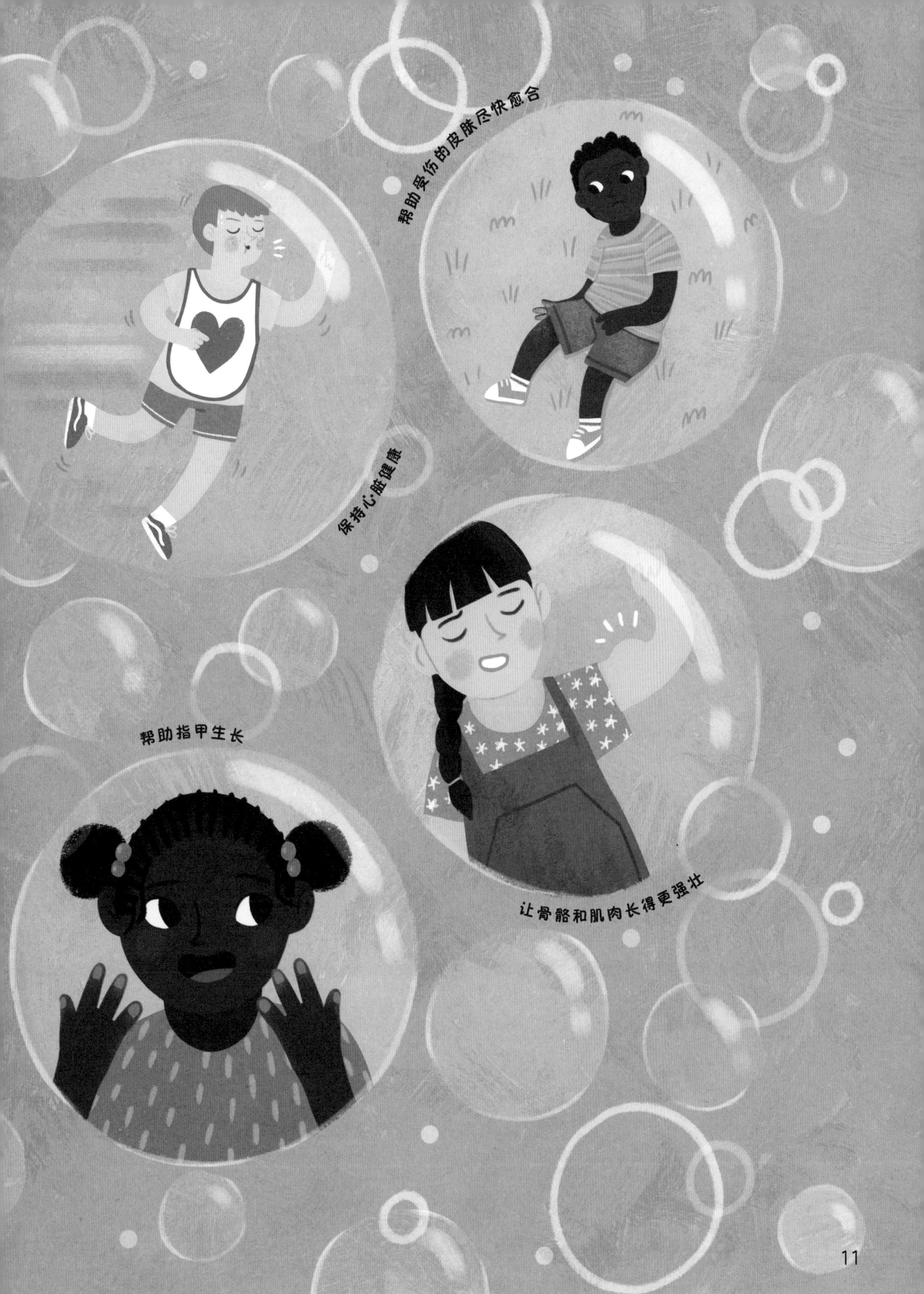

帮助受伤的皮肤尽快愈合

保持心脏健康

帮助指甲生长

让骨骼和肌肉长得更强壮

当你睡觉时，还会发生很多有趣的事情……

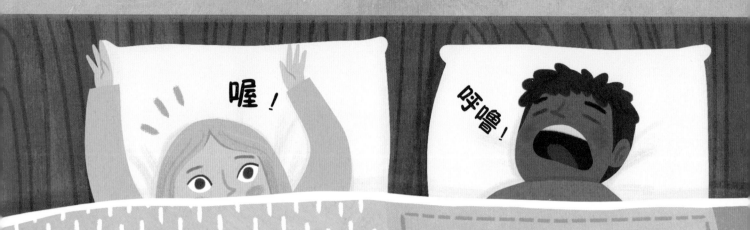

有时候，孩子会打呼噜；而在感冒的时候，几乎所有孩子都会打呼噜。有10%的孩子每天晚上都会打呼噜。当空气受到阻碍，无法进入你的喉咙时，你就会打呼噜。阻碍物也许是你的舌头，也许是你的呼吸道。因为当你睡觉时，你的舌头和呼吸道就会放松下来，像乐器一样振动。

睡着时，你有过从床上或高空掉下去的奇怪感觉吗？有时，在你入睡后就会发生这种情况，然后你猛地抽搐一下就醒了过来。这种情况叫作"睡眠肌肉痉挛"（又名"入睡抽动"）。科学家认为，这是由于我们的肌肉放松下来时，我们的大脑犯了迷糊，它以为我们正在下坠，于是就想抓住什么东西。

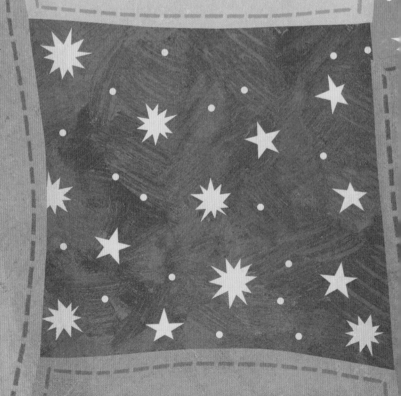

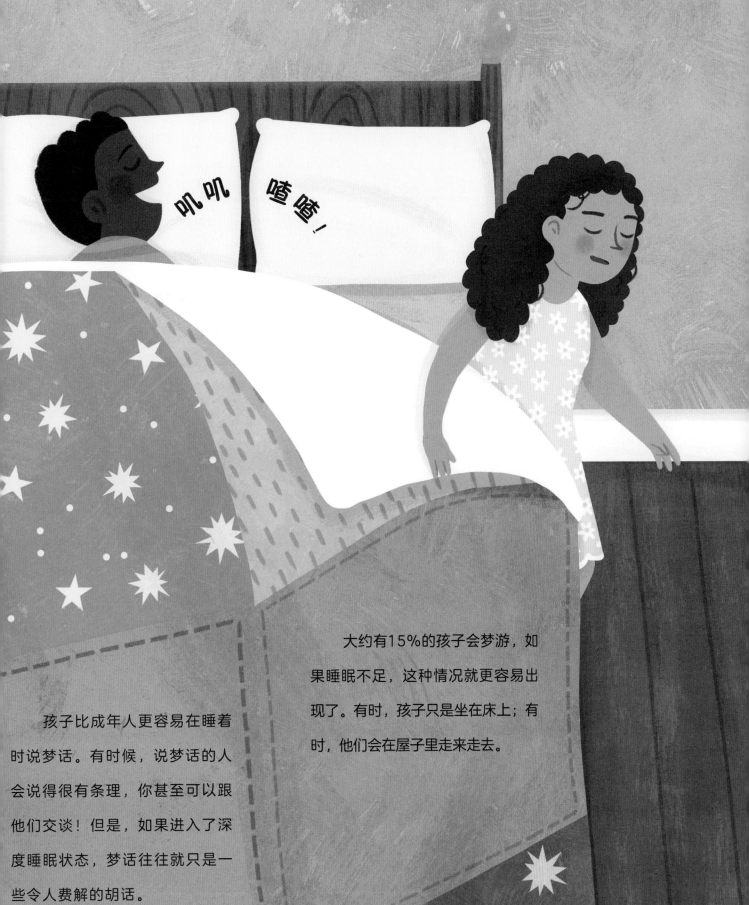

孩子比成年人更容易在睡着时说梦话。有时候，说梦话的人会说得很有条理，你甚至可以跟他们交谈！但是，如果进入了深度睡眠状态，梦话往往就只是一些令人费解的胡话。

大约有15%的孩子会梦游，如果睡眠不足，这种情况就更容易出现了。有时，孩子只是坐在床上；有时，他们会在屋子里走来走去。

梦是什么？

梦是一种神秘的幻象。我们睡着时，在大脑没有完全进入放松和休息的状态下，我们可能会做梦，梦就像真实发生的事情。有些梦十分美好、迷人，有些梦却极其惊险、恐怖，有些梦又非常离奇！

每天晚上，你大约会做7个梦。科学家认为，就连还在妈妈肚子里的宝宝都有可能会做梦。我们会忘掉大多数的梦。有趣的是，如果我们在梦做到一半的时候突然醒来，反而就很有可能记住这个梦。

研究梦是一件困难的事情，所以我们对梦还有很多不了解的地方。现在，科学家还在努力研究一个问题——为什么会做梦？

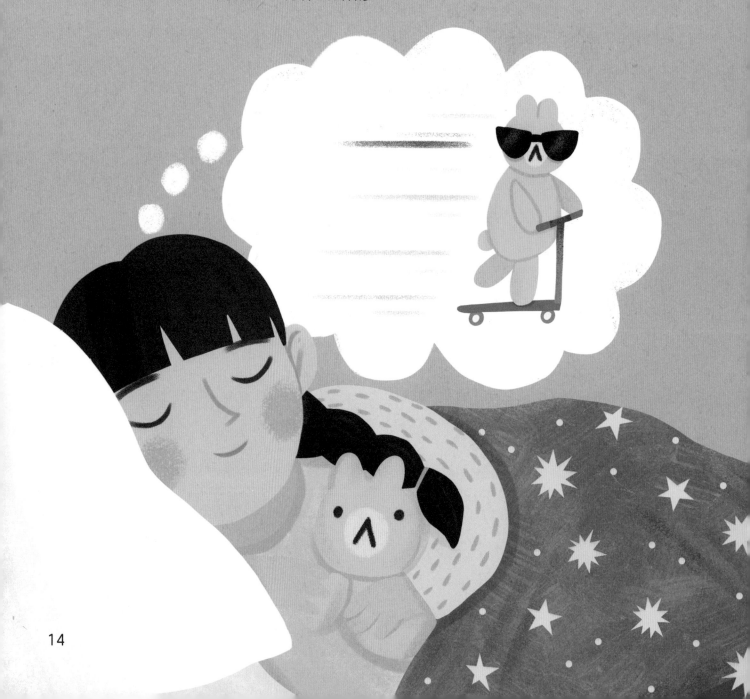

我们会在被称为"快速眼动睡眠期"（REM）的睡眠状态中做梦。做梦的过程是这样的：

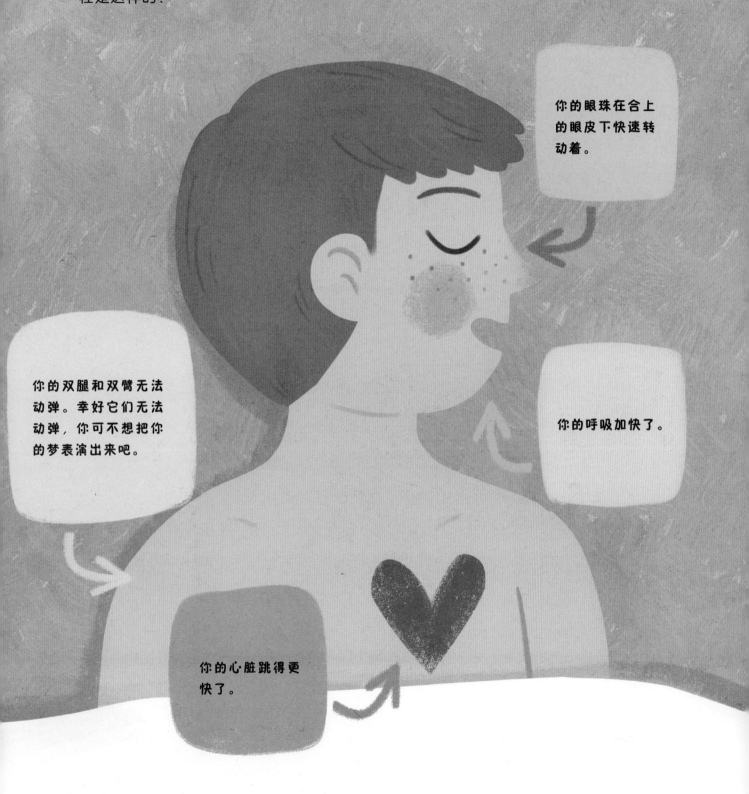

你的眼珠在合上的眼皮下快速转动着。

你的双腿和双臂无法动弹。幸好它们无法动弹，你可不想把你的梦表演出来吧。

你的呼吸加快了。

你的心脏跳得更快了。

刚入睡的时候，你的梦或许只会持续几分钟。到了夜晚快要结束的时候，你的梦有可能会长达半小时。所以，最有趣的事情发生在哪里？发生在你的大脑里。

下面这张图中看上去就像一捆粉红色的香肠的东西，其实是你的大脑！当你做梦的时候，大脑的各个部分都活跃着，其中有一个区域格外活跃，这个区域叫作"大脑边缘系统"，它控制着你的情绪，例如生气、悲伤和快乐。或许正因为如此，我们梦中的自己往往都处在情绪强烈的时刻。

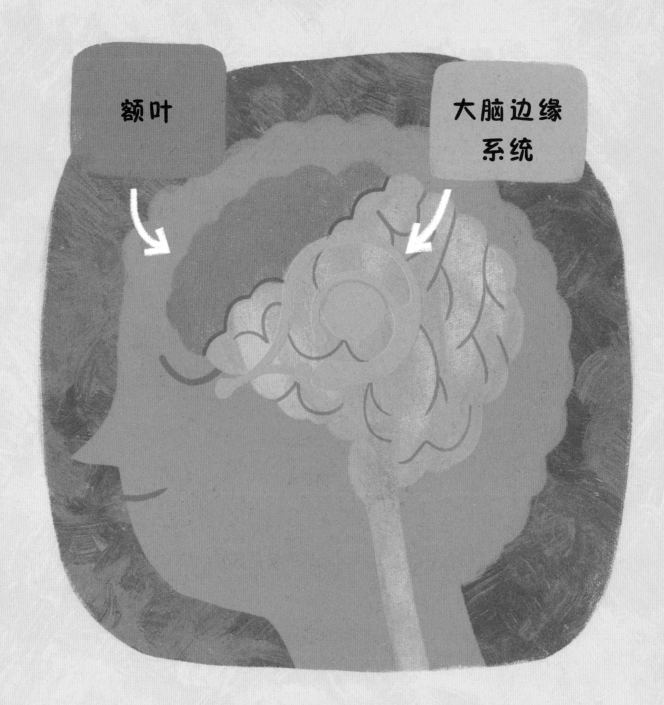

额叶

大脑边缘
系统

额叶是大脑中"理智"的部分。当我们做梦时，这个部位比较安静，这就能解释一个问题——为什么我们的梦中经常出现疯狂的情景。

所以，不论是在做梦还是醒着的时候，我们的大脑都在忙碌，只不过忙碌的方式有些不一样。科学家认为，睡觉时我们的大脑会将当天学到的东西与我们已知的其他事情联系起来。所以，有时我们会在醒来的时候突然解出一道难题。

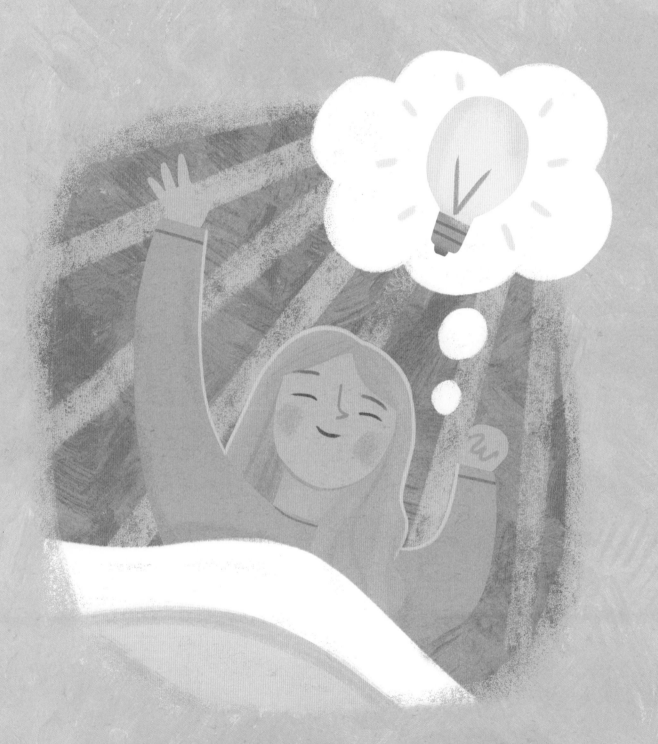

甲壳虫乐队的《昨天》是有史以来较为成功的流行歌曲之一，这首歌就源自一个梦！当时，乐队成员保罗·麦卡特尼梦到了一段旋律，醒来后，趁着还没忘记，他立即冲到钢琴旁创作出这首歌曲。想一想，对于自己的梦，你可以做些什么呢？

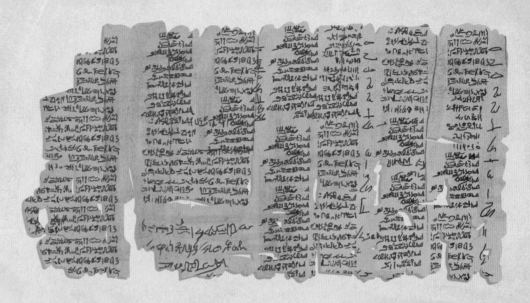

在英国伦敦大英博物馆里，你可以看到这页纸。这页纸出自埃及的《梦之书》，看上去有些残破，但它已经有3200年的历史了！

人们总是着迷于梦以及梦所蕴含的意义。古埃及人相信梦是神送来的，他们会去神庙求梦，希望求来的梦能帮助他们解决难题。然而，梦所传达的信息并不容易理解。有些人甚至会将自己的梦记录下来，以便弄清楚它们预示的意义。

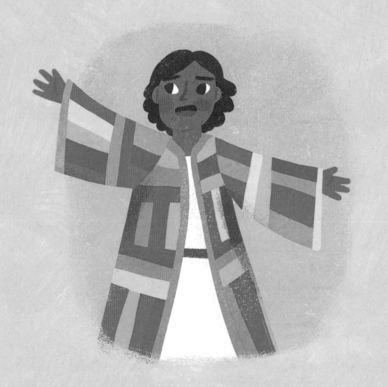

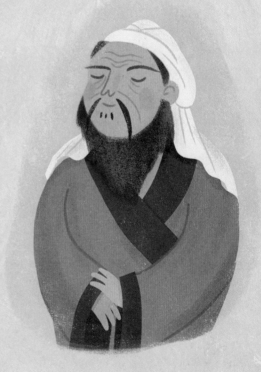

《圣经》中记载了许多梦预示未来的故事。约瑟夫的故事就很著名，他穿着一件五彩衣，拥有帮人解梦的神奇能力。

在中国古代，人们通过《周公解梦》这部书来了解梦所蕴含的意义。比如，梦见老虎或者蛇就会有好运。

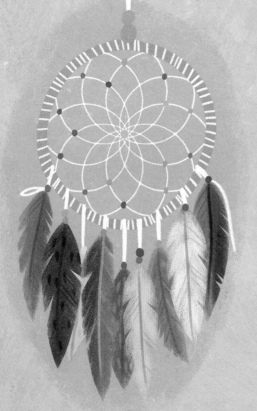

捕梦网是居住在北美洲的印第安奥吉布瓦人发明的。他们将捕梦网悬挂在床头，认为这样可以"捕捉"到好梦。他们相信捕梦网能让美梦滑落到睡在捕梦网下的那个人身上，并且能困住噩梦，直到这些噩梦被清晨的阳光摧毁。

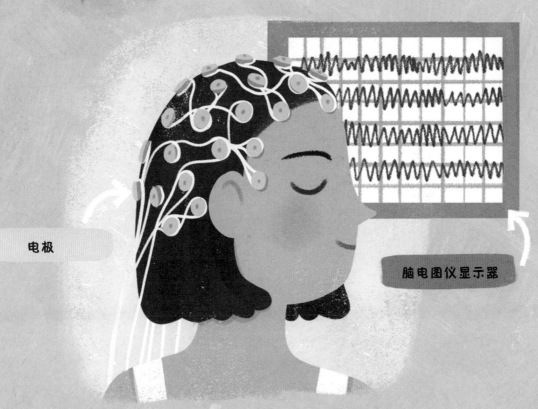

电极

脑电图仪显示器

科学家试图通过脑电图仪更好地了解梦。这种仪器能够检测出人做梦时大脑里的情况。或许有一天，有人能发明出一种解梦的机器。

故事里的梦

古往今来，人们不断将梦写进各种作品中。在这些故事中，梦可能会将人们带到魔法世界，或者让他们看一眼未来。你有没有做过感觉很真实的梦？中国古代哲学家庄子（本名庄周）就在著名的故事《梦蝶》中描述了这种情况。

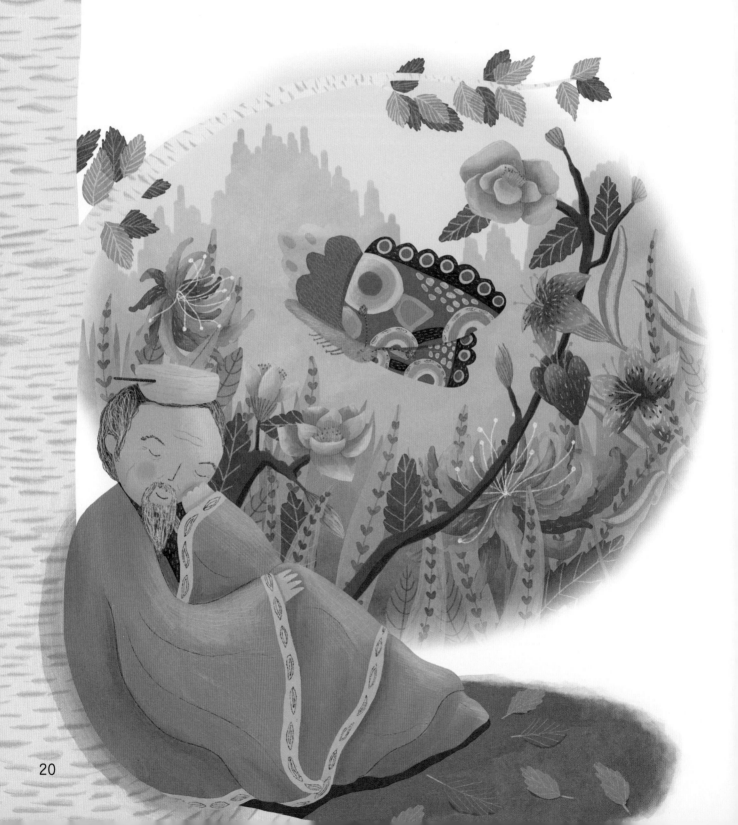

他写道:"从前,庄周(我)梦到自己变成了蝴蝶,一只翩翩起舞、悠然自得的蝴蝶,完全忘记了自己是庄周。从睡梦中突然醒来后,却发现自己就是庄周。不知是庄周在梦中变成了蝴蝶,还是蝴蝶做梦变成了庄周?"

【原文为:"昔者庄周梦为胡蝶,栩栩然胡蝶也,自喻适志与!不知周也。俄然觉,则蘧蘧然周也。不知周之梦为胡蝶与,胡蝶之梦为周与。"出自《庄子·齐物论》】

你有没有梦到过自己变成某种动物呢?

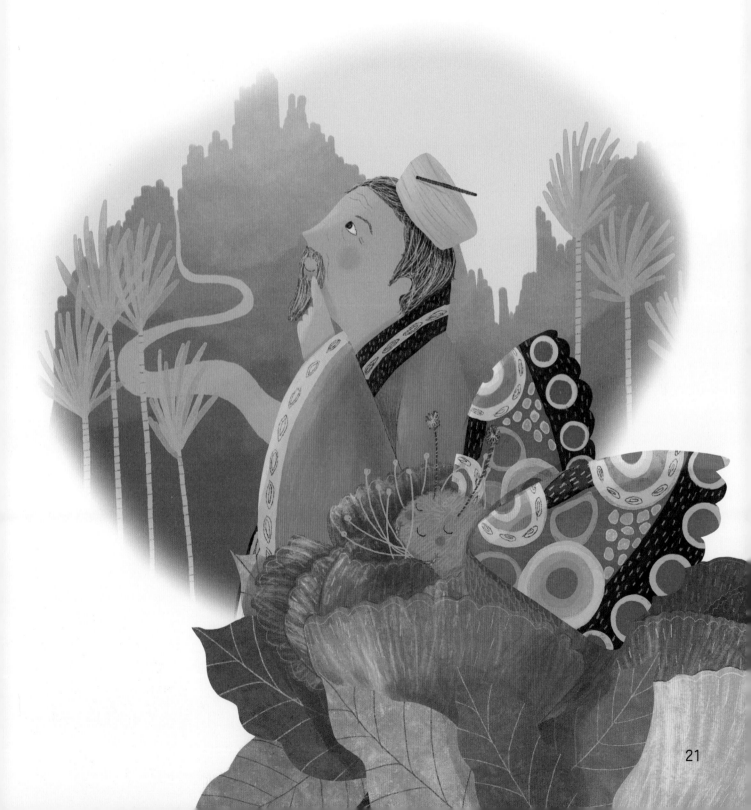

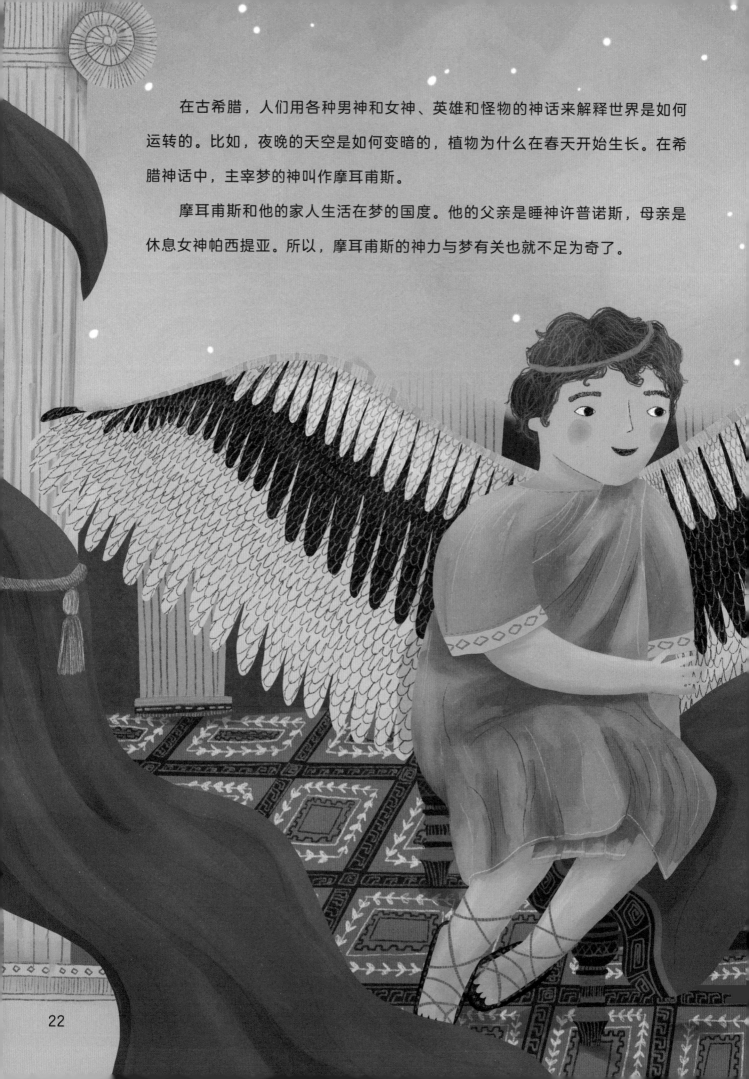

在古希腊，人们用各种男神和女神、英雄和怪物的神话来解释世界是如何运转的。比如，夜晚的天空是如何变暗的，植物为什么在春天开始生长。在希腊神话中，主宰梦的神叫作摩耳甫斯。

摩耳甫斯和他的家人生活在梦的国度。他的父亲是睡神许普诺斯，母亲是休息女神帕西提亚。所以，摩耳甫斯的神力与梦有关也就不足为奇了。

摩耳甫斯拥有强大的能力，他可以出现在其他人的梦中——包括神、英雄、国王和王后，以及你我这样的普通人。他从冥界的家中出发，飞越黑暗，趁着大家熟睡的时候去拜访他们。

　　摩耳甫斯是个模仿高手，这意味着他可以让自己的言谈举止同其他人很相像。他可以变成做梦者熟悉的人，在他们睡觉的时候溜进他们的梦里，传递重要信息。

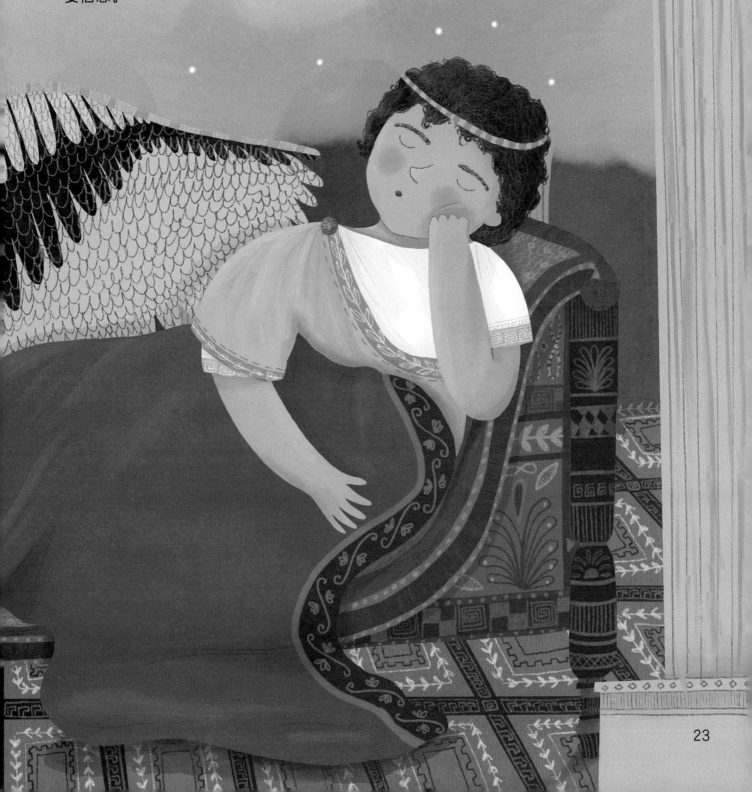

有的梦很神奇，有的梦却很奇怪，还有的梦会令人感到困惑。著名剧作家莎士比亚在《仲夏夜之梦》中就讲述了一个阴差阳错的故事。故事发生在一片魔法森林里，统治森林的是仙后和仙王。一个名叫浦克的淘气小精灵用一种药水让故事里的几个人坠入了爱河，结果闹出了各种各样的乱子，他甚至把穷人波顿的脑袋变成了驴的脑

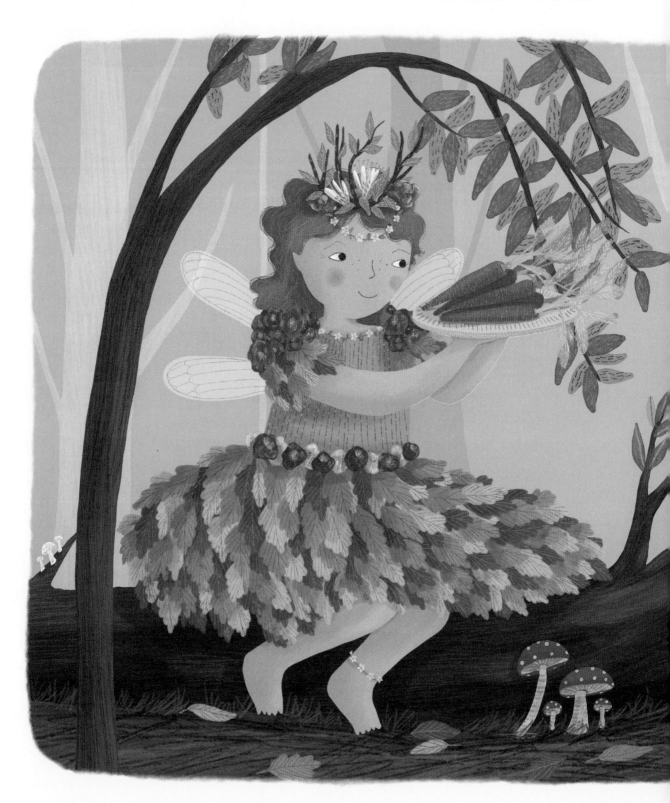

袋！经过一夜的混乱之后，浦克让所有人都睡着了，然后一切又恢复了正常。所有人都记不太清之前发生了什么，浦克使大家把夜里发生的各种混乱当成了一场无伤大雅的梦。毕竟，在梦里总会发生十分奇怪的事情！

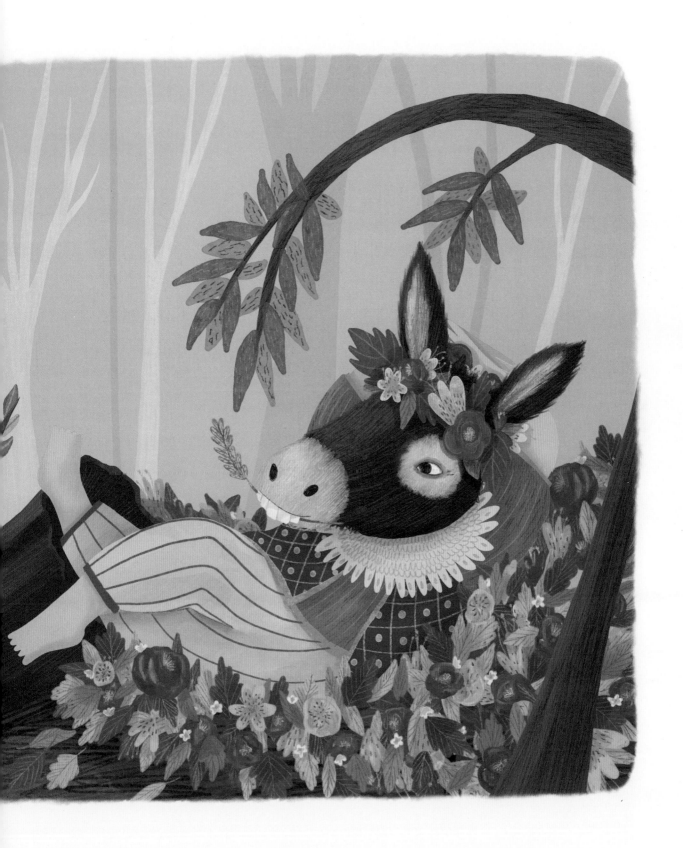

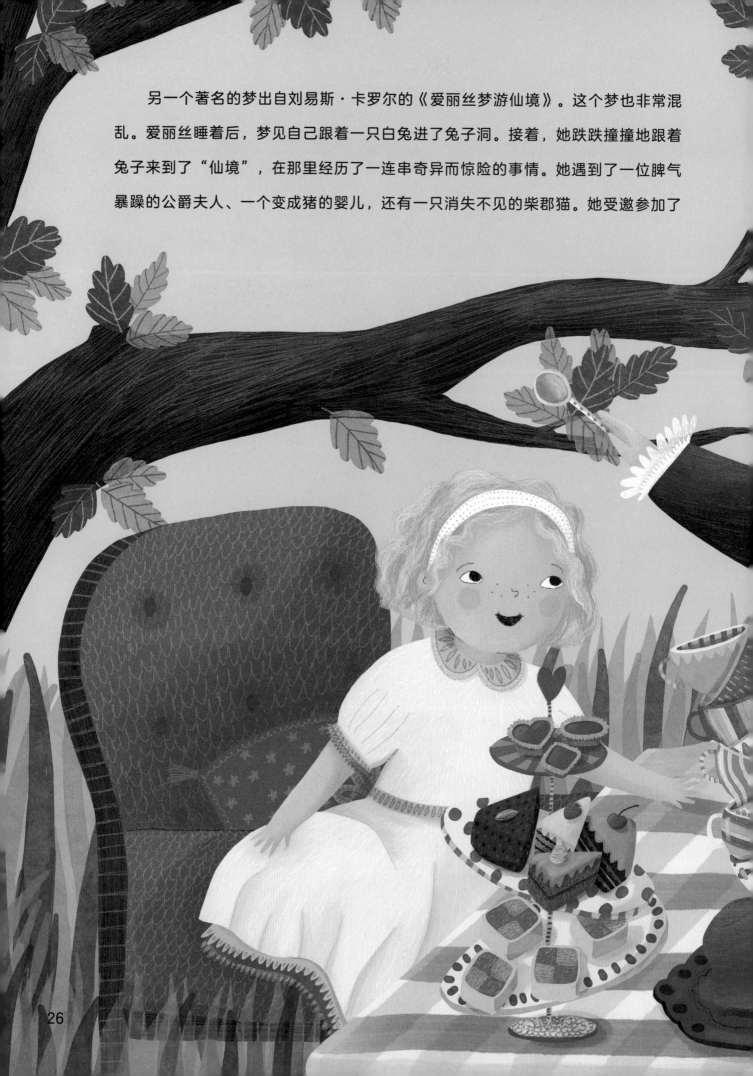

另一个著名的梦出自刘易斯·卡罗尔的《爱丽丝梦游仙境》。这个梦也非常混乱。爱丽丝睡着后，梦见自己跟着一只白兔进了兔子洞。接着，她跌跌撞撞地跟着兔子来到了"仙境"，在那里经历了一连串奇异而惊险的事情。她遇到了一位脾气暴躁的公爵夫人、一个变成猪的婴儿，还有一只消失不见的柴郡猫。她受邀参加了一场永不结束的茶会，参加茶会的还有一位疯帽匠和一只昏昏欲睡的睡鼠。爱丽丝遇到的一些人非常疯狂，甚至很可怕。令人恐惧的红桃女王想要砍掉所有人的脑袋！渐渐地，爱丽丝的梦变得更像是一场噩梦，所以醒来的时候，她觉得终于解脱了。

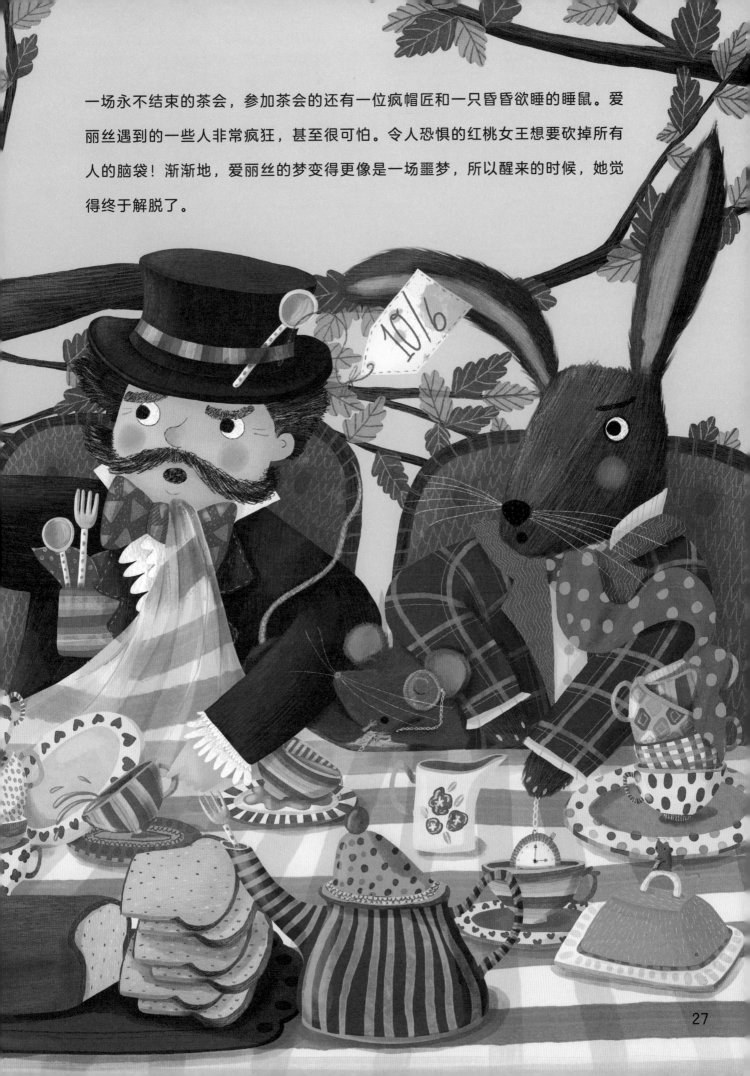

睡觉冠军

你是全校跑得最快的人吗？或者是嗓门最大的、身体最强壮的、头发最长的人？那太了不起了！不过，要是你在全国，或者更厉害一些——全世界——都是第一名呢？

那你就能在《吉尼斯世界纪录》里看到自己的名字。这本书记载的全是在某个方面保持最高纪录的人和事情。其中大多数纪录需要花费大量的时间和精力，还要通过大量练习才能实现。但是，也有一些人在睡梦中就创造了纪录。

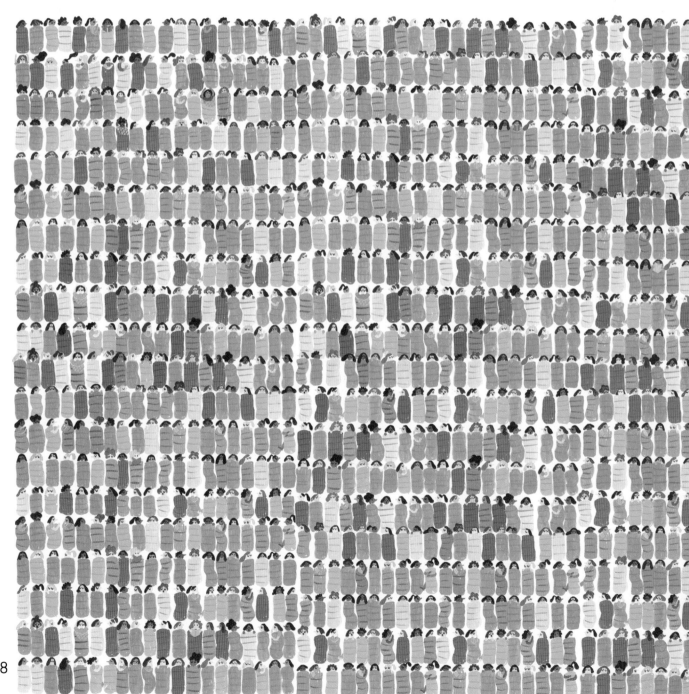

2014年9月27日，2004名女童子军聚在英格兰的柴郡。她们在切斯特动物园里的一顶巨型帐篷下，有说有笑地完成了有史以来最大规模的一次通宵聚会。切斯特动物园真是举办这个活动最适合的地方了！根据规定，要想打破之前肯特郡1626名女童子军保持的世界纪录，这些柴郡的女孩必须睡上至少5个小时。"吉尼斯世界纪录"认证官确认女孩们的确遵守了规则。第二天早上，认证官宣布这群年龄在7到10岁的女孩打破了世界纪录！

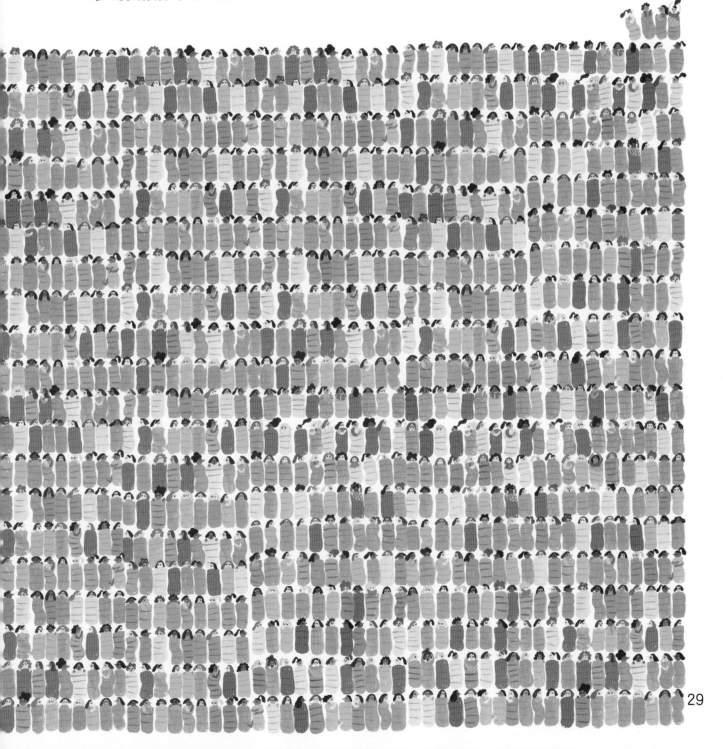

你打过盹吗？可能打过。"打盹"指的是在白天小睡一会儿，就像猫一样。猫每天要睡15个小时左右。它们也太懒了吧！但是，在有史以来最嗜睡世界纪录保持者的面前，它们根本不值一提。这项纪录的保持者就是小棕蝠。嘘，别吵醒它们！

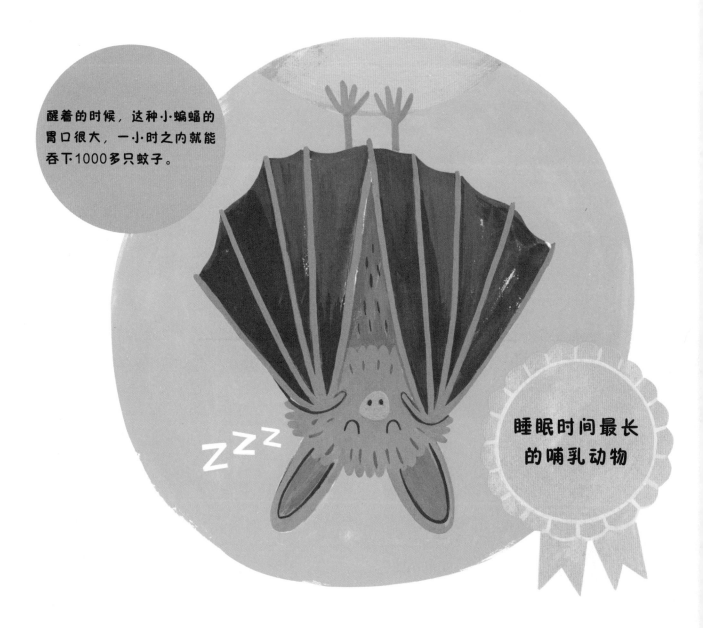

醒着的时候，这种小蝙蝠的胃口很大，一小时之内就能吞下1000多只蚊子。

睡眠时间最长的哺乳动物

这种个头很小的哺乳动物出没于北美洲的洞穴和森林里。它们被称作"小"棕蝠是因为它们的体长只有9厘米，和一根蜡笔差不多长。而且，它们比一根蜡笔重不了多少。但是，体形如此小巧的它们的确是世界上睡眠时间最长的动物。这种蝙蝠每天会在梦乡里待上将近20个小时。

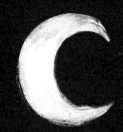

睡眠时间最少的哺乳动物是——非洲象，让我们为它们吹响号角吧！

2016年，科学家对栖息在非洲南部的两头野生大象进行了研究，希望进一步了解这种庞然大物的睡眠方式。他们在大象的鼻子里安装了一种特殊的追踪器，结果发现大象一天只睡2小时——如果那2个小时它们的确是在睡觉的话！在睡眠这么少的情况下，大象是如何保持健康的？这个问题至今仍然是一个未解之谜。

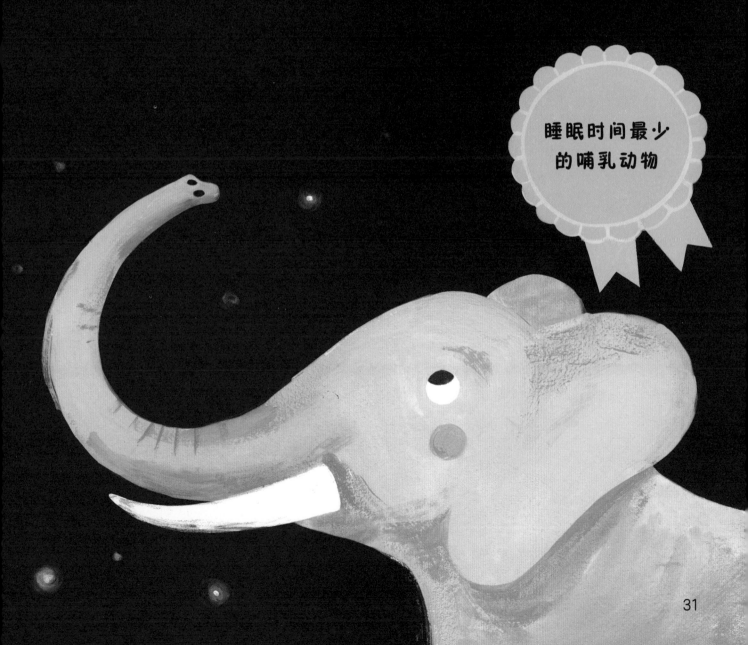

睡眠时间最少
的哺乳动物

1961年8月6日这一天，苏联宇航员盖尔曼·蒂托夫难以入眠。他感到有些恶心，确切地说是晕"船"了。这不奇怪，因为当时他正乘坐着苏联的"东方2号"宇宙飞船环绕地球飞行！

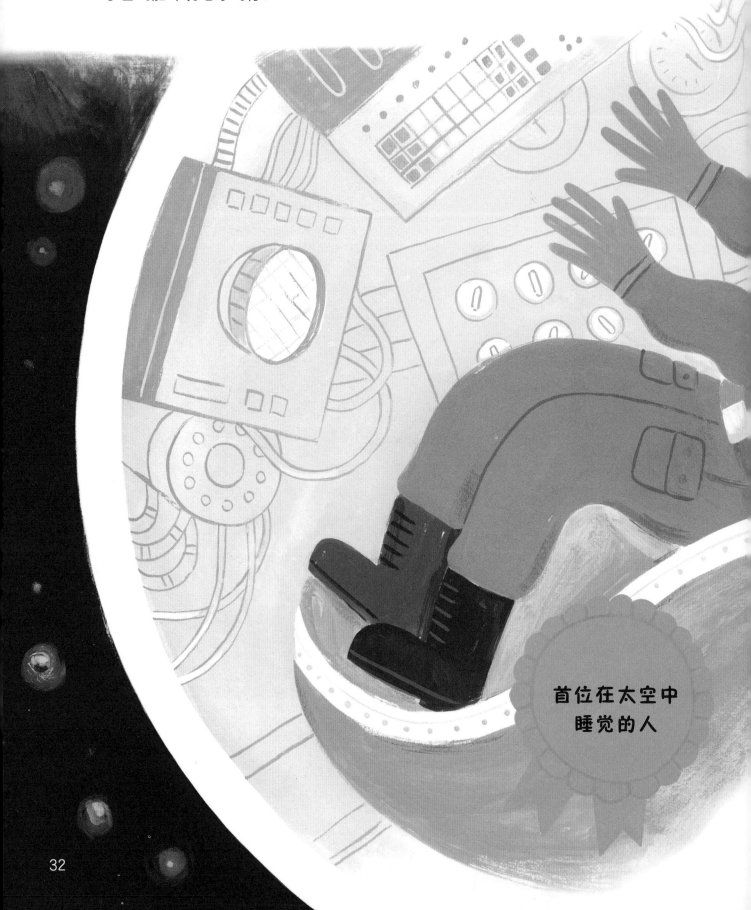

首位在太空中
睡觉的人

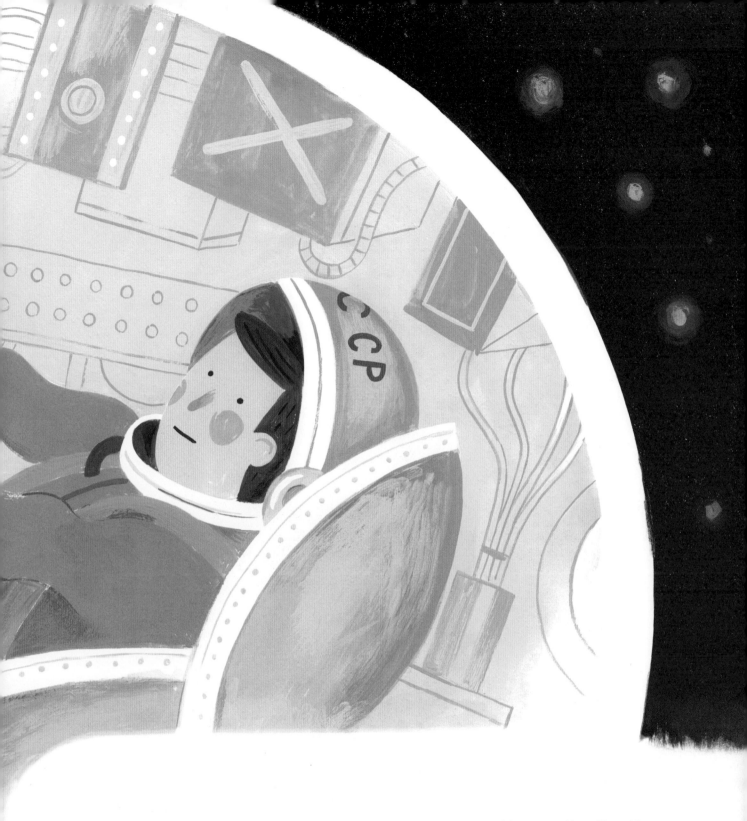

  盖尔曼想要睡觉，可是在失重环境下，在身体上方飘浮的双手干扰了他。盖尔曼将两只手塞进腰带，然后终于睡着了。

  任务结束时，他已经成功绕地球飞行了18圈。不过，在完成这项工作的同时，盖尔曼还打破了一项有点恶心的世界纪录：他不但成为第一个在太空中睡觉的人，而且还是第一个在太空中呕吐的人！

官方记录的全世界鼾声最响亮的人是卡伦·沃克特。1993年，他在瑞典凭借着打呼噜的声音被载入了《吉尼斯世界纪录》。他的鼾声高达93分贝——就跟割草机一样吵。

后来，一位英国妇女打破了卡伦的纪录，她的鼾声高达111.6分贝——比一架在低空飞行的喷气式飞机更吵。这个声音出自珍妮·查普曼，她已经当奶奶了。从珍妮记事起，她就一直是打呼噜冠军。

分贝是测量噪声的单位。分贝数值越小，噪声越小。所以，10分贝的声音就像树叶的沙沙声一样安静，110分贝的声音就像震耳欲聋的电锯声一样响亮。

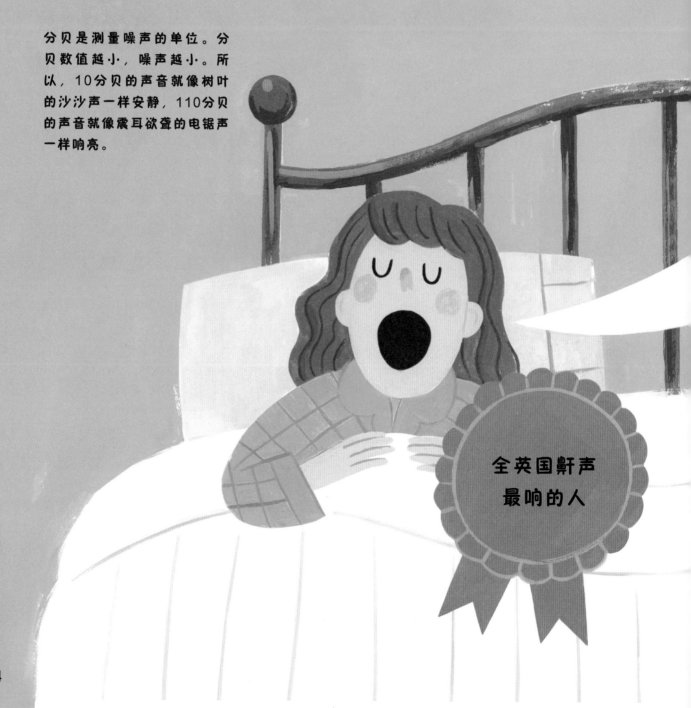

全英国鼾声
最响的人

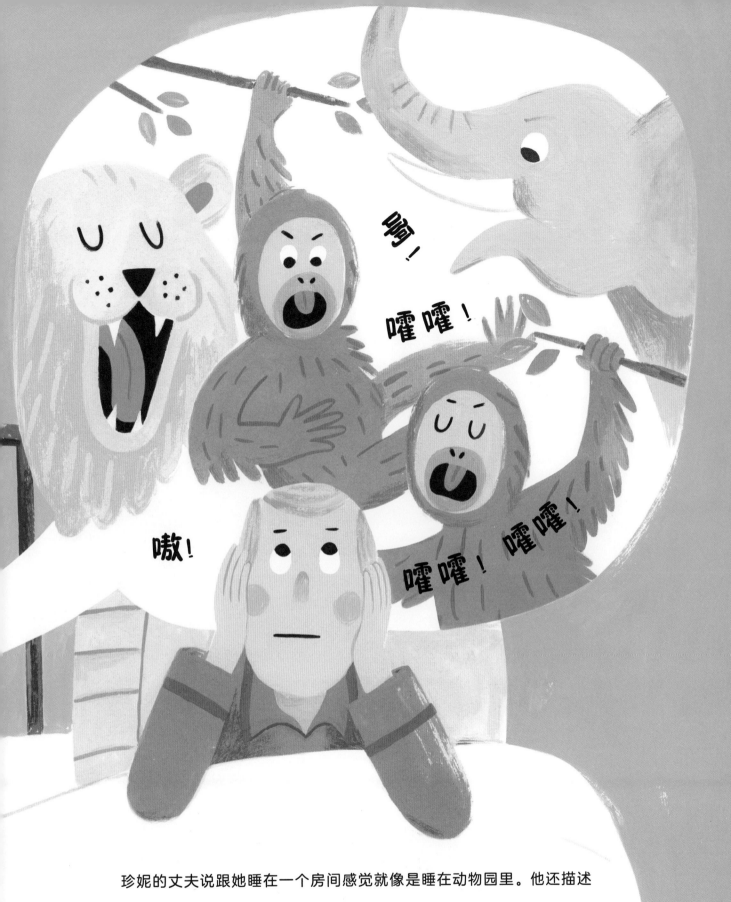

　　珍妮的丈夫说跟她睡在一个房间感觉就像是睡在动物园里。他还描述过珍妮不同的鼾声："有一种呼噜声像狮子的吼叫声，有一种像大象的叫声，还有的时候她打起呼噜来就像是红毛猩猩在打呼噜。"也许，珍妮的丈夫需要一个世界上最强效的耳塞！

打破纪录的床

你想睡在全世界最大的床上吗？也许你更喜欢蜷缩在全世界最大的百衲被下？从镶着珠宝、闪闪发光的床到洞穴里的草垫，下面将要提到的每一张床都创造了世界纪录。

你的床舒服吗？也许，你家里的床柔软又舒适，你正躺在上面呢。但是，想象一下，数千年前，在床都还没有被发明出来的时候，如果你住在一个黑暗潮湿的洞穴里，你会睡在什么上面呢？

你可以在南非夸祖鲁纳塔尔省的一处洞穴遗址中找到答案。科学家在那里发现了世界上最古老的床。其实，这张床更像是床垫，它是用草和多叶植物制成的，表面被压得非常舒适，而且弹性还不错。很久以前，聪明的人类已经会制作床铺了，他们还在床上铺了一层树叶，这些树叶来自那些昆虫不会接近的树木。这样做也许是为了防止虱子和蚊子在夜里接近或是叮咬人们吧。

这张床垫有着约77000年的历史，在对它进行了深入研究之后，科学家惊讶地发现它是由一层又一层的垫草组成的。这意味着在当时，人类已经知道经常给床垫添加一些新的树叶和草，能让床保持洁净和弹性。

全世界
最古老的床垫

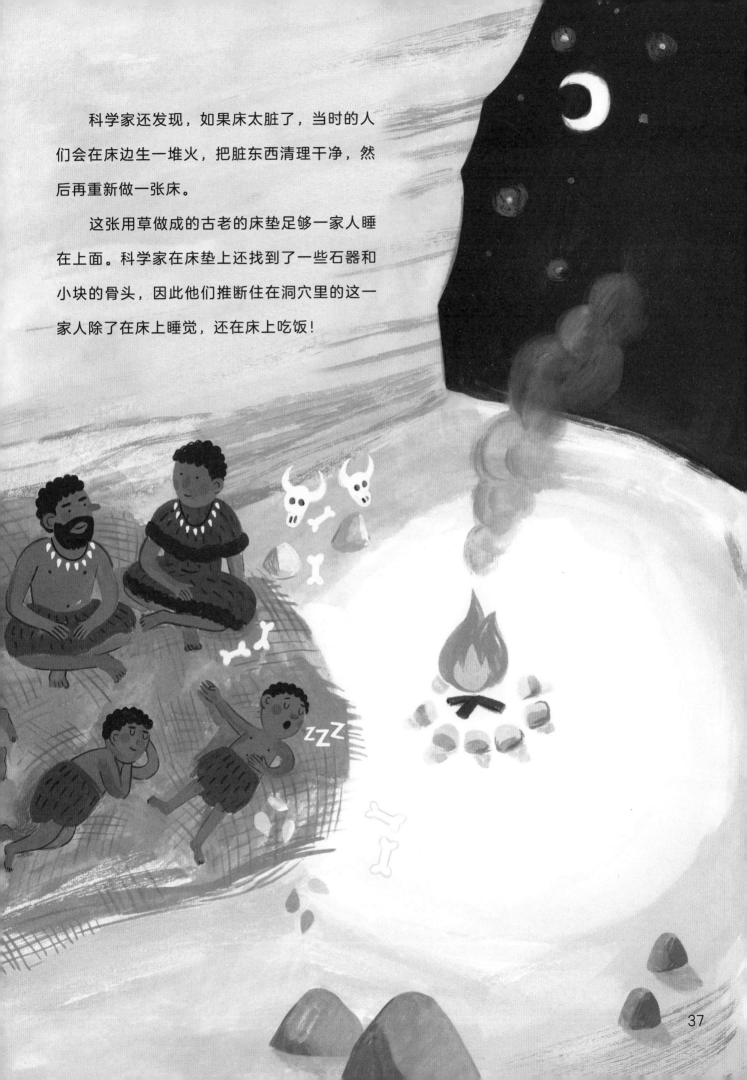

　　科学家还发现，如果床太脏了，当时的人们会在床边生一堆火，把脏东西清理干净，然后再重新做一张床。

　　这张用草做成的古老的床垫足够一家人睡在上面。科学家在床垫上还找到了一些石器和小块的骨头，因此他们推断住在洞穴里的这一家人除了在床上睡觉，还在床上吃饭！

四柱床的四角各有一根帷柱，四根高高的帷柱支撑着床上方的顶棚，顶棚上挂着几条床帘。到了晚上，拉起床帘后，床就变成了一间温暖的小卧室。现如今已经没有多少人睡四柱床了。过去，也只有非常有钱的贵族家里才有这种床。如果那时你是个有钱人，那么你肯定用得上这种挂着帘子的床。它不仅能为你营造出一个私人空间，还能阻止冷空气钻到床上。多么惬意啊！

全世界最大的四柱床

有一个故事讲述了一张"巨床"。在故事中，12个屠夫和他们的妻子一起睡在这张巨床上。

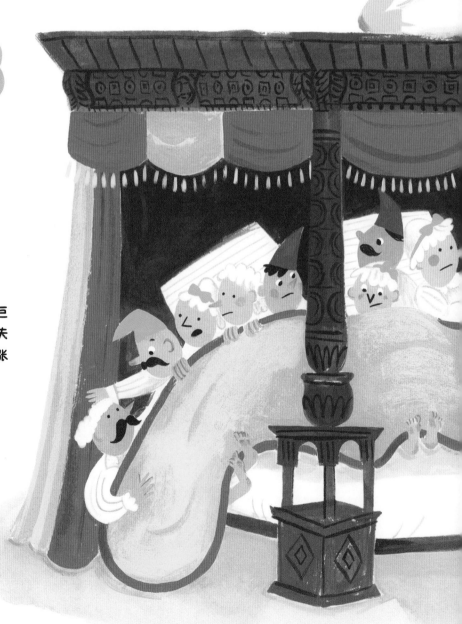

全世界最大、可能也是最古老的四柱床，现在就陈列在伦敦的维多利亚与艾尔伯特博物馆里。这张床被称为"威尔镇的大床"，它足以容纳8个成年人同时睡下。为什么会有人造出一张这么大的床呢？1590年前后，英国赫特福德郡威尔镇的旅店老板们想吸引伦敦人来镇上旅游住宿，因此他们请当地的木匠制作了这张大床，供各家旅店轮流使用，吸引游客。

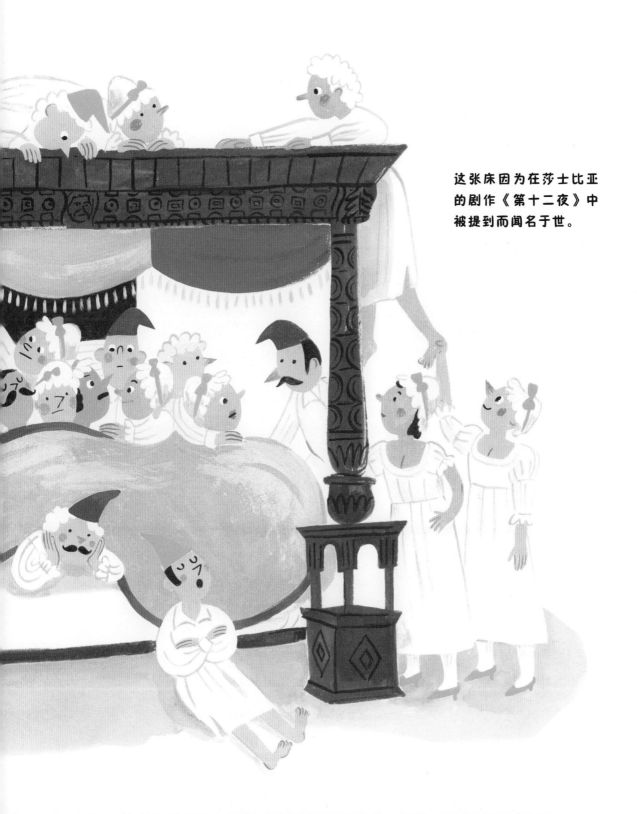

这张床因为在莎士比亚的剧作《第十二夜》中被提到而闻名于世。

你需要好好睡一觉吗？他们在试睡全世界最大的床！这张床是为在荷兰赫特姆举办的圣格里高利夏季嘉年华制作的，它的大小和一个篮球场差不多。

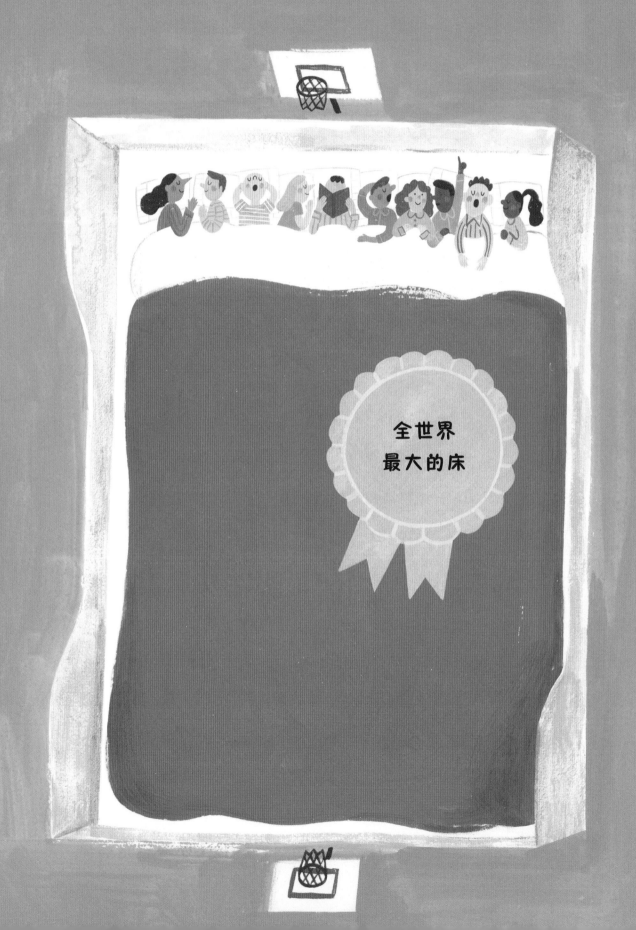

全世界
最大的床

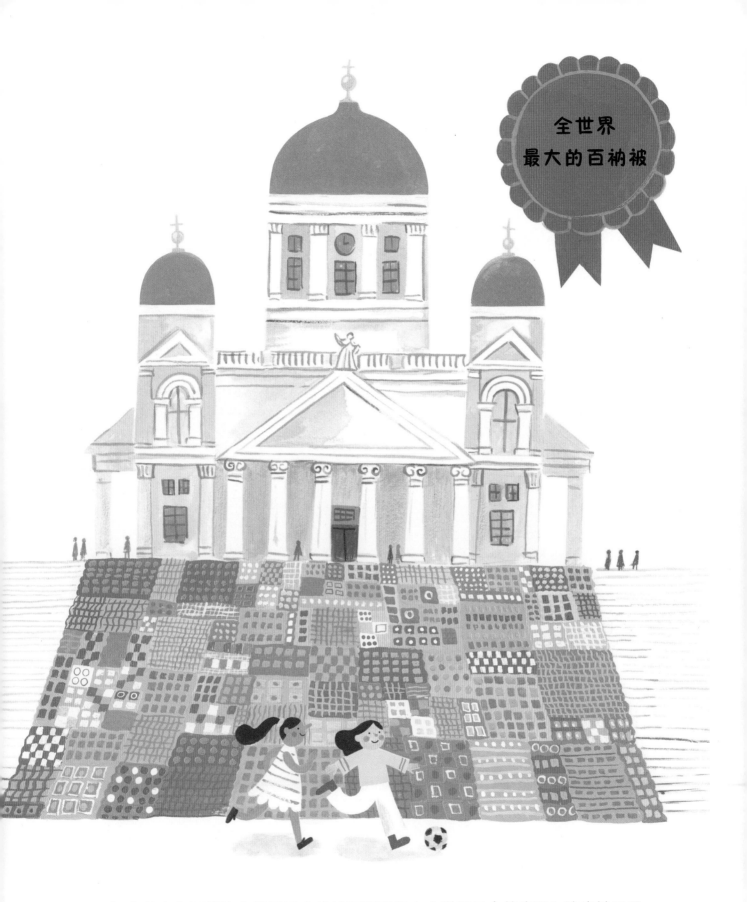

还有什么东西能比全世界最大的被子更配得上全世界最大的床呢？这床被子是

葡萄牙人在2000年制作出来的，它被命名为"文化之被"，能覆盖3个足球场！

英国格洛斯特郡的两只狗，享受着你难以想象的奢华待遇。2008年，这两条大丹犬的主人花费25万英镑（约合人民币226万）建造了一座奢华的狗屋。这座狗屋里有两间卧室，每间卧室里都配备温控床，床上还铺着温暖舒适的羊皮床单。狗屋里还有一间客厅，客厅里摆着一台大大的等离子电视机。此外，屋里还有冒险游戏区和一间用来给狗做身体护理的水疗浴室。

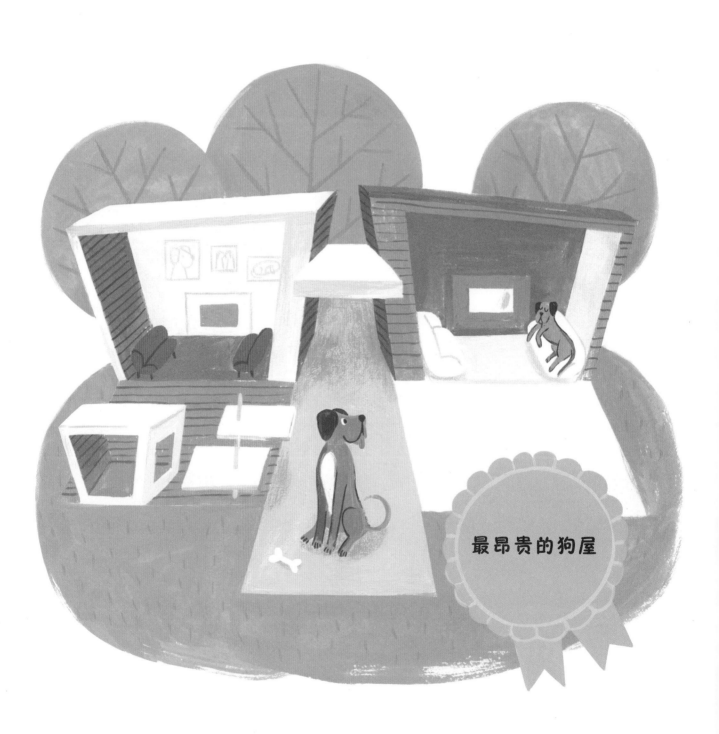

最昂贵的狗屋

这是一张全世界最昂贵，很可能也是最耀眼的床，上面镶着802903颗施华洛世奇水晶。这张床2009年在中国亮相，它被称为"K. Mooi星夜水晶限量版床"。如果你想在这张璀璨耀眼、如梦如幻的床上睡一觉，做做梦，那你就得掏27万英镑（约合人民币245万），这些钱都够买一套房子了！

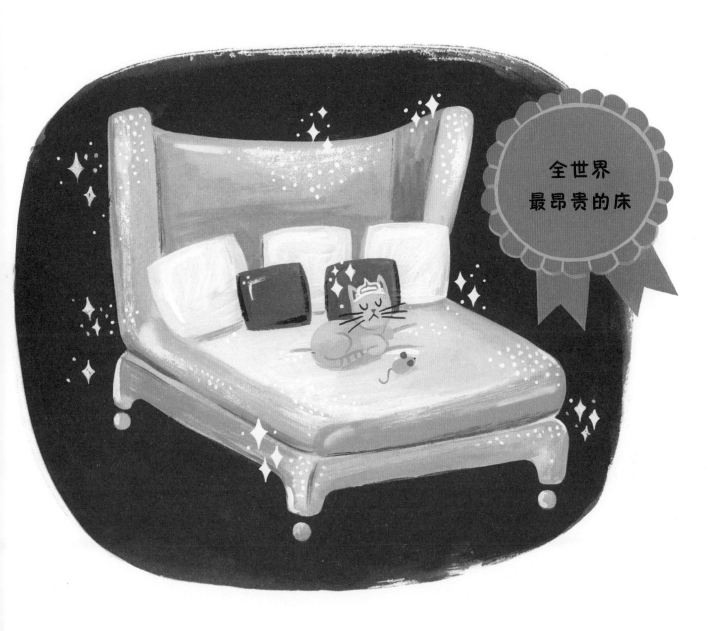

全世界
最昂贵的床

现在你已经知道不少打破世界纪录的床了！你会选择在哪张床上睡觉？无论你决定在哪里睡个好觉，祝你做个好梦！没准，你还能打破全世界睡眠时间最长的纪录呢！

睡觉吧

相比成年人，孩子需要的睡眠时间要长一些。这是因为孩子正处在成长阶段，他们的大脑还在不断地发育。你能做到及时上床睡觉，保持充足的睡眠吗？我们又应该睡多长时间呢？来看一看科学家的建议吧……

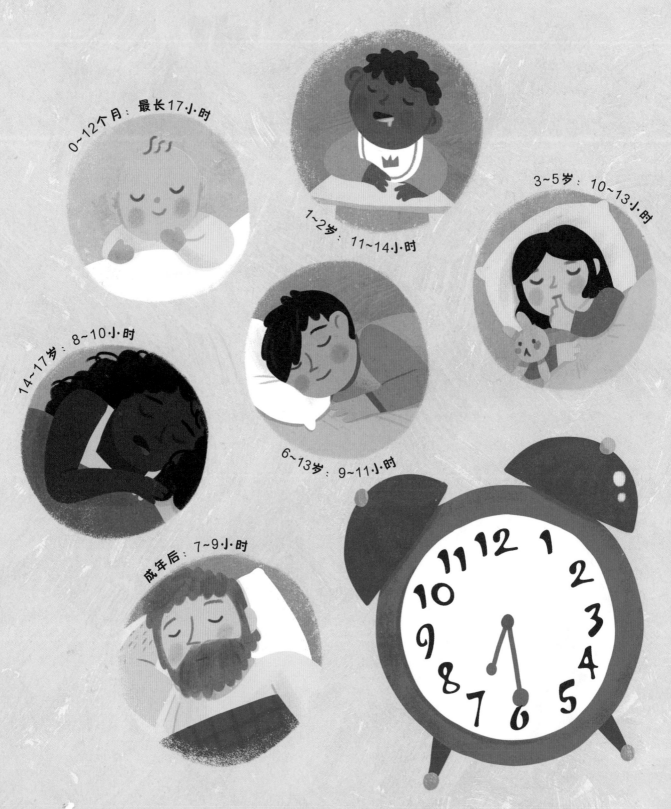

0~12个月：最长17小时

1~2岁：11~14小时

3~5岁：10~13小时

14~17岁：8~10小时

6~13岁：9~11小时

成年后：7~9小时

提高睡眠质量的方法有很多。白天锻炼身体能够促进睡眠。在临睡前最好不要吃巧克力，因为巧克力中含有咖啡因，这种成分会让你很难入睡。在睡觉前花点时间放松一下，也是非常不错的方法。

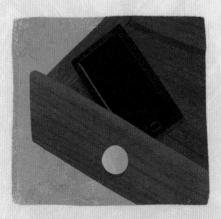

睡前把电子产品收起来。电子产品发射出的蓝光会欺骗你的大脑，让你以为现在是白天，从而导致你睡得不踏实。

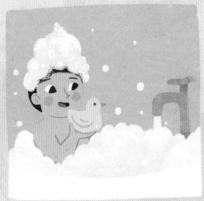

洗个热水澡有助于降低体温。真奇怪！其实，这是因为热水会促使血液流入你的皮肤，这样一来你的体温就降低了，睡眠质量也能得到改善。

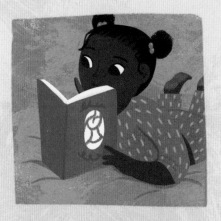

读书是一种绝佳的放松方式，尤其是你手里的这本睡前小百科！

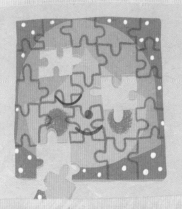

拼图游戏有助于让你的大脑平静下来。

每天晚上都尽量在固定的时间上床睡觉。

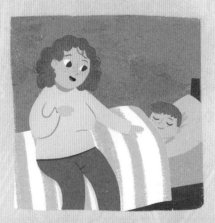

听摇篮曲可以帮助你平静下来，进入梦乡。

你还能想到其他帮助自己放松下来的方法吗？数羊？以前，我们都以为这样能帮助我们入睡，然而科学家发现这没有什么用！科学家有个建议：想象自己在愉快地散步——可以在海滩上，也可以在树林里。你想象中的散步会把你带去哪里呢？

世界各地的摇篮曲

你知道在出生之前你就能听到妈妈的声音了吗？没错，当你在妈妈肚子里生长到24周大的时候，就能听到她的声音。那时你可能只有一个哈密瓜那么大。当你在妈妈肚子里逐渐长大时，妈妈用她的声音抚慰你。即使是双耳失聪的婴儿，也能够通过自己小小的身体感知到母亲的声音。对于他们来说，母亲的声音就像一种隆隆的响声。

自古以来，世界各地的人都会通过唱歌使宝宝安静下来。身为父母的他们本能地知道，亲自唱歌能让孩子做好睡觉的准备。科学家的研究证实，这是因为父母唱的摇篮曲能够降低孩子的心率。

事实上，并不是只有美妙的歌喉才能让这样的奇迹发生。做到这一点只需要充满爱的温柔的声音，以及有节奏的旋律。哦，或许还需要父母的怀抱！哪怕年龄再大的人，听别人哼唱摇篮曲都有助于催眠。所以，要是你有些兴奋，或者难以入睡，那你不妨听一听来自世界各地的摇篮曲。

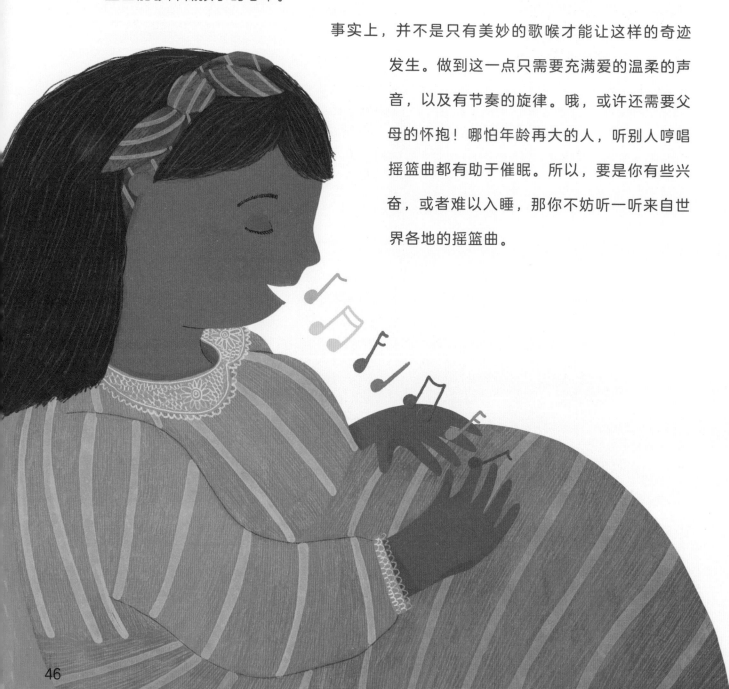

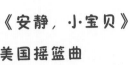

《安静，小宝贝》
美国摇篮曲

安静，小宝贝，不要说话，
爸爸要给你买一只知更鸟。

要是这只知更鸟不唱歌，
爸爸就给你买一枚钻石戒指。

要是钻石戒指是黄铜的，
爸爸就给你买一面镜子。

要是镜子打碎了，
爸爸就给你买一头公山羊。

要是公山羊拽不动，
爸爸就给你买一架牛车。

要是牛车翻了，
爸爸就给你买一只名叫"流浪者"的狗。

要是小狗流浪者不叫唤，
爸爸就给你买一辆马车。

即使马车翻倒了，
你还是镇上最可爱的小宝贝，
还是镇上最可爱的小宝贝。

法国摇篮曲

睡吧，克拉斯，我的弟弟，
睡吧，牛奶马上就好了。
妈妈就在楼上，
做蛋糕。
爸爸就在楼下，
煮热巧克力。
睡吧，克拉斯，我的弟弟，
睡吧，牛奶马上就好了。

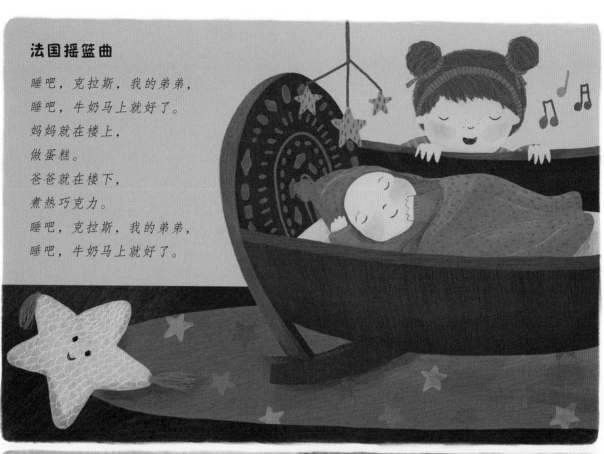

马达加斯加摇篮曲

这是我的小宝贝，
噢，美丽的异乡鸟，
请带着它飞到田野上去，
带着它飞上高高的天空，
等它安静了，再把它送回来，
哦哦哦哦哦哦。

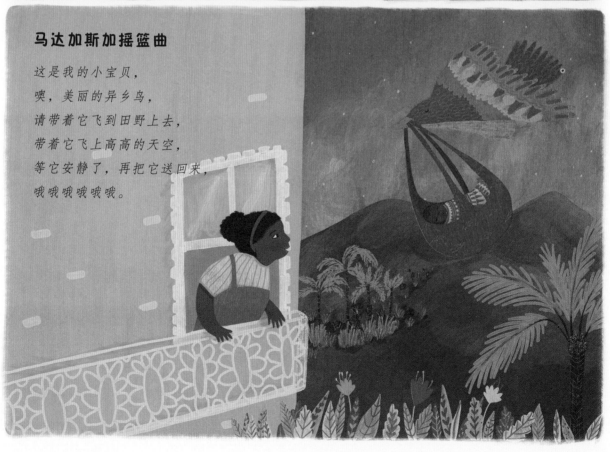

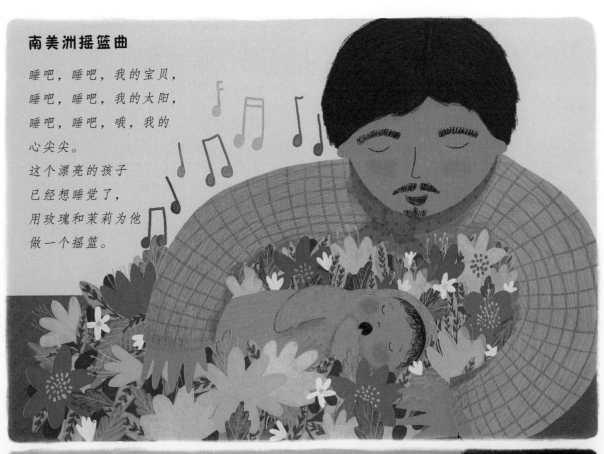

南美洲摇篮曲

睡吧，睡吧，我的宝贝，
睡吧，睡吧，我的太阳，
睡吧，睡吧，哦，我的
心尖尖。
这个漂亮的孩子
已经想睡觉了，
用玫瑰和茉莉为他
做一个摇篮。

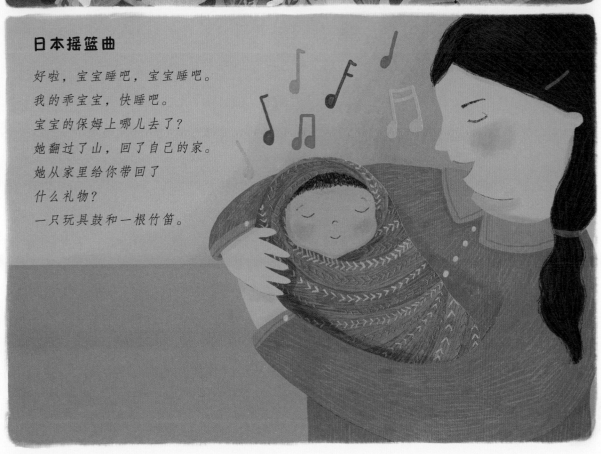

日本摇篮曲

好啦，宝宝睡吧，宝宝睡吧。
我的乖宝宝，快睡吧。
宝宝的保姆上哪儿去了？
她翻过了山，回了自己的家。
她从家里给你带回了
什么礼物？
一只玩具鼓和一根竹笛。

中国摇篮曲（东北民歌）

月儿明，风儿静，
树叶儿遮窗棂，
小宝宝，快睡觉，
睡在那个梦中。

月儿那个明，风儿那个静，
摇篮轻摆动，
娘的宝宝闭上眼睛，
睡呀睡在那个梦中。

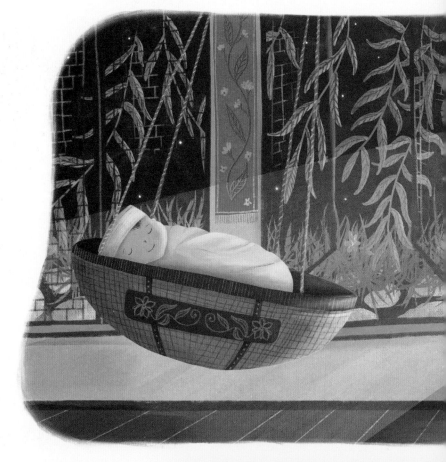

印度摇篮曲

来吧，亲爱的月亮，来吧，可爱的月亮，
爬上山顶，送来一些金凤花，
坐着马车来，送来一把金盏花，
坐着战车来，送来一个蜂巢，
坐着轿子来，送来牛奶和凝乳，
快点跑啊，送来一个波罗蜜。
好啦，听我说，就把它们放在这里，
把它们全送来，让我的宝贝乐开怀！

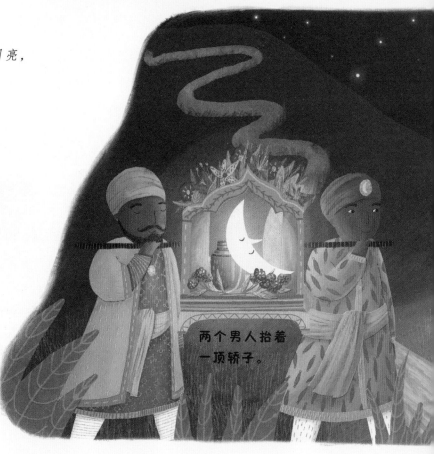

两个男人抬着
一顶轿子。

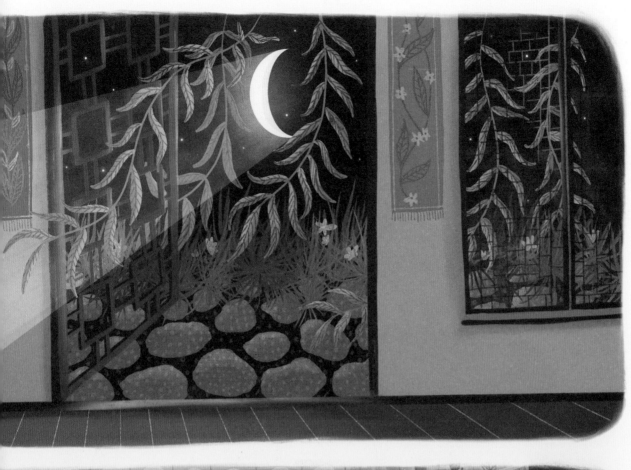

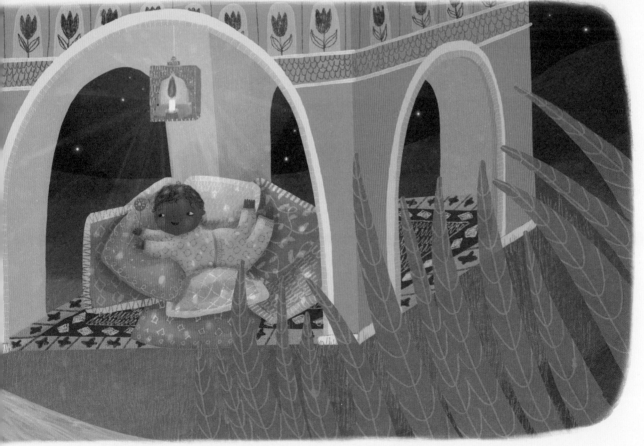

德国摇篮曲

作者：约翰内斯·勃拉姆斯

晚上好，晚安！
你的身旁有一朵朵玫瑰，
你的身旁有一簇簇丁香，
钻进被窝里去吧。
只要上帝愿意，明天早上，
你还会再醒来！

晚上好，晚安！
小天使在看着你；
在梦中，它们会
让你看到圣诞树。
幸福开心地睡吧，
在梦中你会见到天堂。
幸福开心地睡吧，
在梦中你会见到天堂。

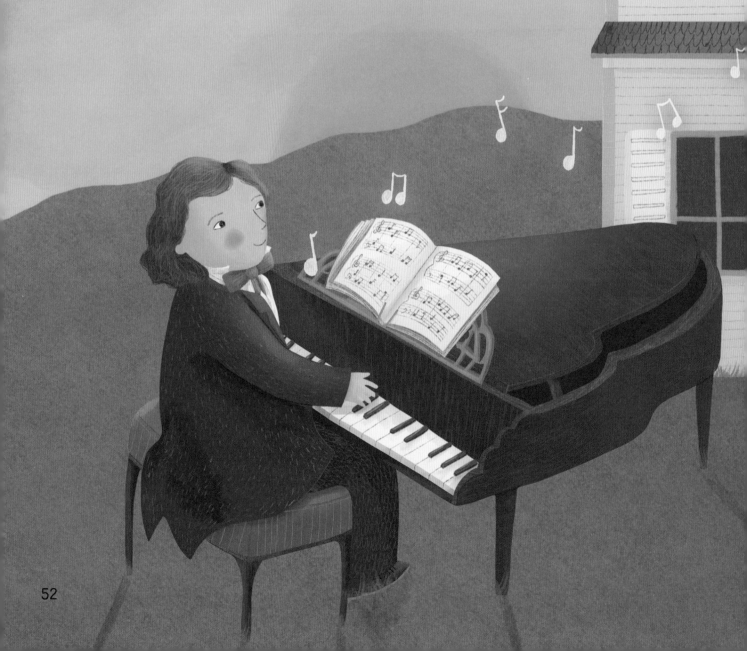

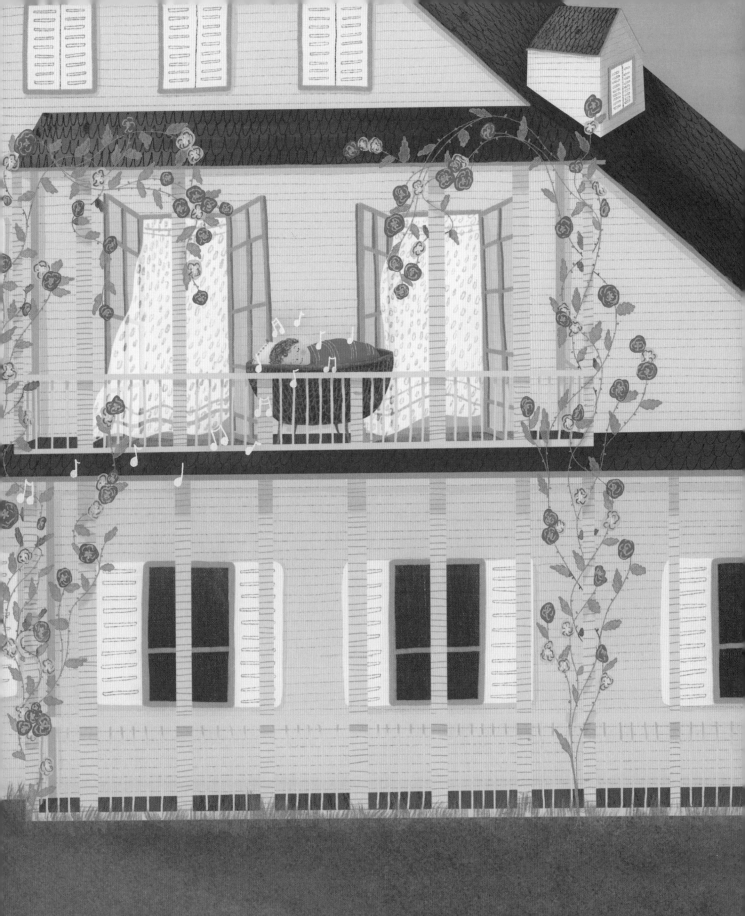

认识一下作者和绘者吧

夜晚的天空群星璀璨，这本书也同样如此！我们要对几位作者和插画家表示衷心的感谢，谢谢他们用富有启发性的故事和图画点亮了这本书的每一页。

作者

雷切尔·瓦伦丁

创作过许多儿童绘本，包括"玛默杜克"系列绘本。她与家人以及狗狗斯科特居住在英国伦敦的肯特郡，并在那里工作。本书中由蕾切尔执笔的部分包括《我们为什么要睡觉？》《梦是什么？》和《睡觉吧》。

萨利·塞姆斯

多年从事于儿童图书装帧设计，后来开始创作童书。她同尼克·沙拉特合作完成的一些作品获得了多项奖项，其中《黏糊糊，嚼不烂，轰隆隆，啪嗒嗒》获得了"教育成就作家奖"，《一开始是蓝色的》获得了"南安普敦最受读者喜爱

的图书奖"。目前，萨利在英国苏塞克斯郡的一座小屋里工作，陪伴她的是一只性情暴躁的猫。本书中由萨利执笔的部分包括《故事里的梦》《睡觉冠军》《打破纪录的床》和《世界各地的摇篮曲》。

绘者

克里斯汀·古迪希

插画师，来自英国利明顿温泉镇，获得了艺术方面的学位。克里斯汀主要从事数码艺术的创作，喜欢钻研纹理、颜色和笔触。她和丈夫以及他们心爱的仓鼠生活在一大堆儿童读物中间。面对蛋糕，她从来不会说"不"。本书第48~55页的插图是由克里斯汀绘制的。

雅基·李

她从身边的一草一木汲取着灵感，她的插图作品着重于故事本身，旨在为人们带来欢乐。雅基喜欢手工制作的有质感的水粉颜料，她总是随身带着一本素描本。雅基毕业于阿尔伯塔艺术大学，来自加拿大的她目前居住在英国伦敦。本书中第30-45页的插图是由雅基绘制的。

玛蒂·维安

插画师、艺术总监，目前居住在英国肯特郡的海边。玛蒂获得了插画和动画专业的学位，迄今为止参与过从儿童图书到音乐视频等五花八门的创意工作。通过将数码绘画作品与手工绘制的纹理混合在一起，玛蒂创造出了一些有趣的图像作品。玛蒂喜欢创作弘扬正能量和多样性、反映自己的道德立场的作品。本书第8~21页和第46~47页的插图是由玛蒂绘制的。

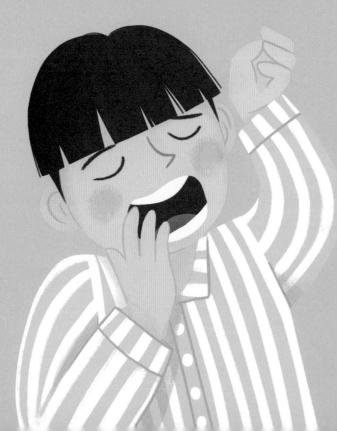

术语表

百衲被：用各种布头拼接缝制而成的被子。

哺乳动物：哺乳动物是温血动物，它们通常长有一根脊椎，皮肤基本被毛发覆盖。雌性哺乳动物用自己分泌的乳汁哺育幼仔。

大脑边缘系统：大脑里控制情绪的部位。

噩梦：可怕的梦。

轿子：一种需要四个或者六个人抬的交通工具。

快速眼动睡眠期：睡眠的一个阶段，其特征就是人的眼珠会快速转动，在这个阶段人会做梦。

脑电图仪：用来监测大脑活动的机器。

女童子军：1910年在英国成立的组织，通过各种活动培养女孩的自信，训练她们的多方面才能，以便她们将来更好地服务于社会。

摇篮：婴儿用的小床，或者叫婴儿床。

摇篮曲：有助于哄婴幼儿入睡的歌曲。

夜行动物：在夜间而不是白天活动的动物。

宇航员：驾驶航天器在航天中从事科学研究的人员。

宇宙飞船：专门用来在太空中航行的飞行器。

哲学家：对有关知识的各种观点——无论是正确的还是错误的观点——以及事物价值进行研究的人。

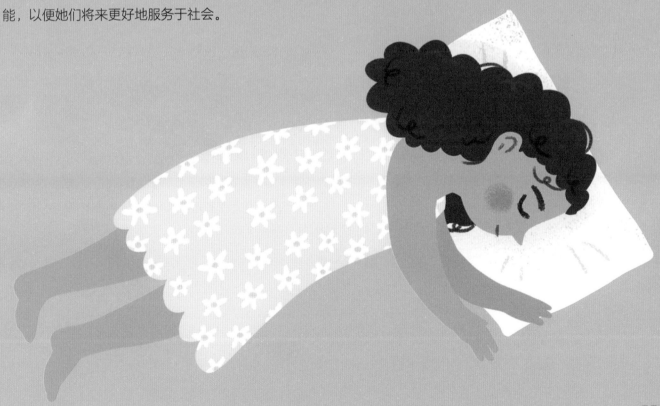

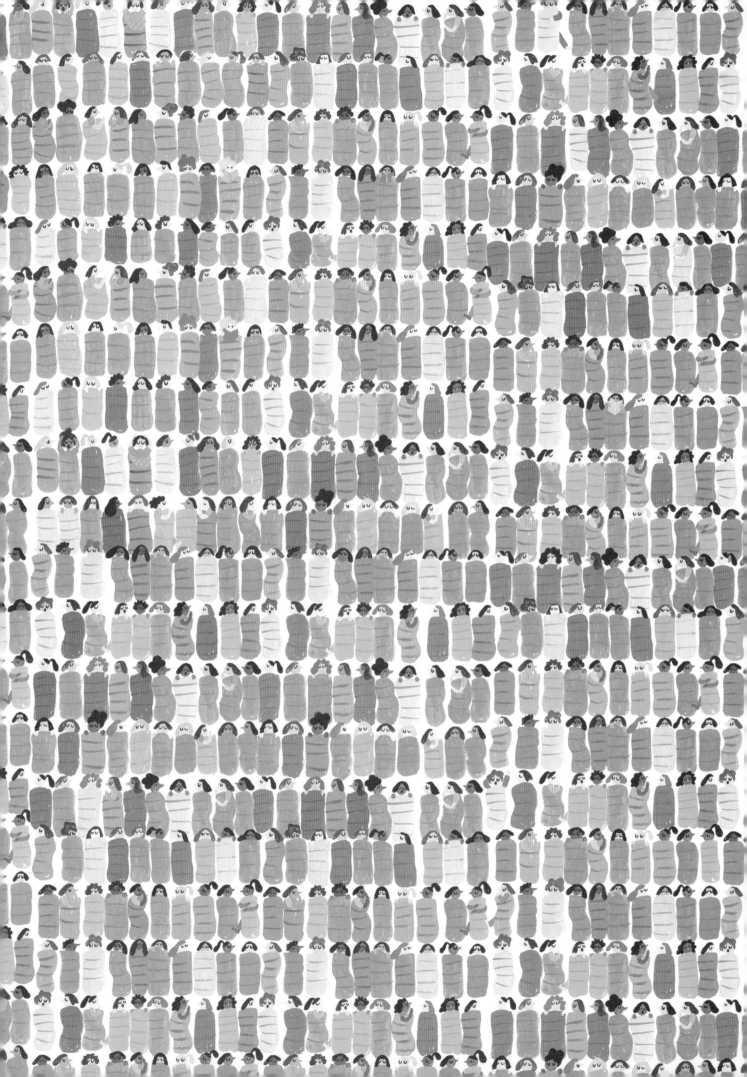

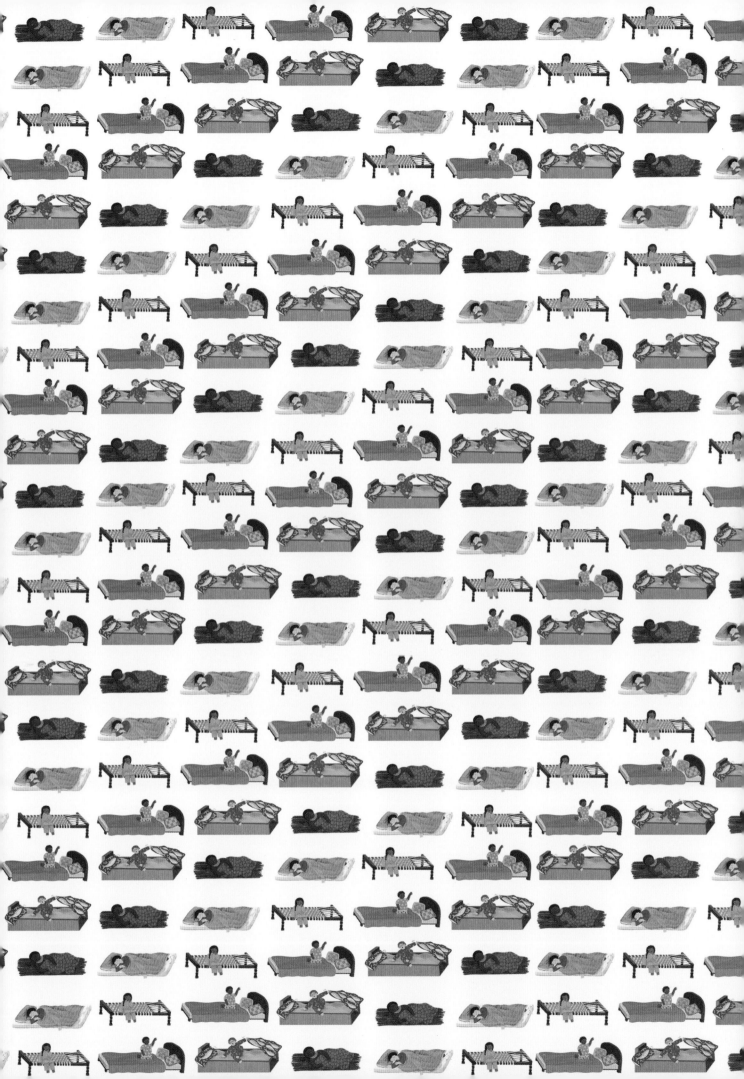

图书在版编目（CIP）数据

睡前小百科. 今晚睡在哪儿？/ 英国大英百科全书
公司著；（英）克里斯汀·古迪希等绘；许慧珍译. --
福州：海峡书局，2021.9（2021.9 重印）
　（大英儿童百科）
书名原文：Britannica 5-Minute Really True
Stories for Bedtime
　ISBN 978-7-5567-0848-2

Ⅰ.①睡… Ⅱ.①英… ②克… ③许… Ⅲ.①睡眠—
儿童读物 Ⅳ.① R338.63-49

中国版本图书馆 CIP 数据核字 (2021) 第 166316 号

Tucked up in Bed

Text © 2020 What on Earth Publishing Ltd. and Britannica, Inc.
Illustrations on pages 8–23 © 2020 Christine Cuddihy
Illustrations on Contents and pages 24–39 © 2020 Natalie Smillie
Illustrations on pages 40–55 © 2020 Katie Wilson
Britannica Books is an imprint of What on Earth Publishing, in collaboration with Britannica, Inc.
First published in the United Kingdom in 2020
Simplified Chinese Translation copyright © 2021 United Sky (Beijing) New Media Co., Ltd.
The simplified Chinese translation rights arranged through Rightol Media （本书中文简体版权经由
锐拓传媒旗下小锐取得 Email:copyright@rightol.com）
All rights reserved.

著作权合同登记号：图字 13-2021-060 号

出 版 人：林　彬
责任编辑：廖飞琴　魏　芳
特约编辑：黄　刚
美术编辑：陈　玲
装帧设计：史木春

今晚睡在哪儿？
JINWAN SHUI ZAI NAER

作　　者：	英国大英百科全书公司
绘　　者：	[英]克里斯汀·古迪希 等
译　　者：	许慧珍 译
出版发行：	海峡书局
地　　址：	福州市白马中路15号海峡出版发行集团2楼
邮　　编：	350001
印　　刷：	天津联城印刷有限公司
开　　本：	889mm×1194mm　1/16
印　　张：	3.5
字　　数：	40 千字
版　　次：	2021 年 9 月第 1 版
印　　次：	2021 年 9 月第 2 次
书　　号：	ISBN 978-7-5567-0848-2
定　　价：	180.00 元（全 4 册）

未小读
UnRead Kids
和世界一起长大

未读CLUB
会员服务平台

本书若有质量问题，请与本公司图书销售中心联系调换
电话：(010) 5243 5752

大英儿童百科
- 睡前小百科 -

今晚睡在哪儿？

每天 5 分钟，关于人类睡觉的小历史

英国大英百科全书公司 著

[英] 克里斯汀·古迪希 等 绘

许慧珍 译

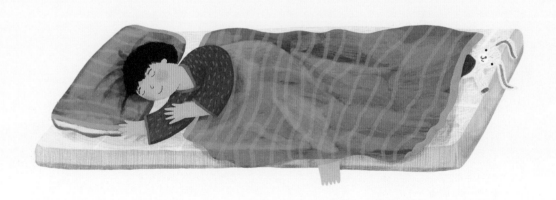

海峡出版发行集团 | 海峡书局
THE STRAITS PUBLISHING & DISTRIBUTING GROUP

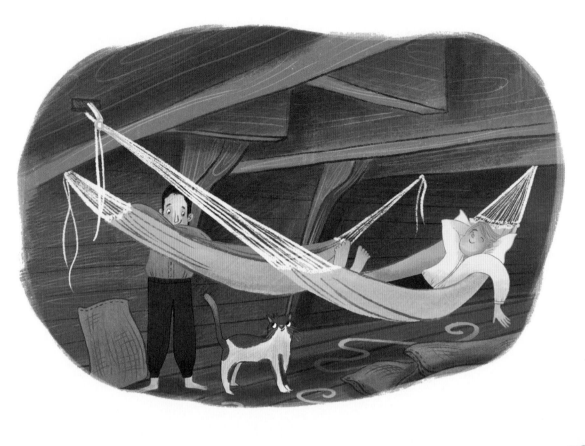

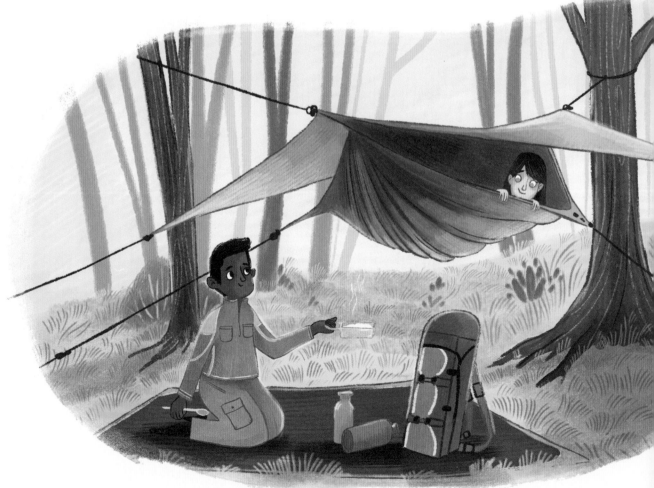

目 录

法老图坦卡蒙的床

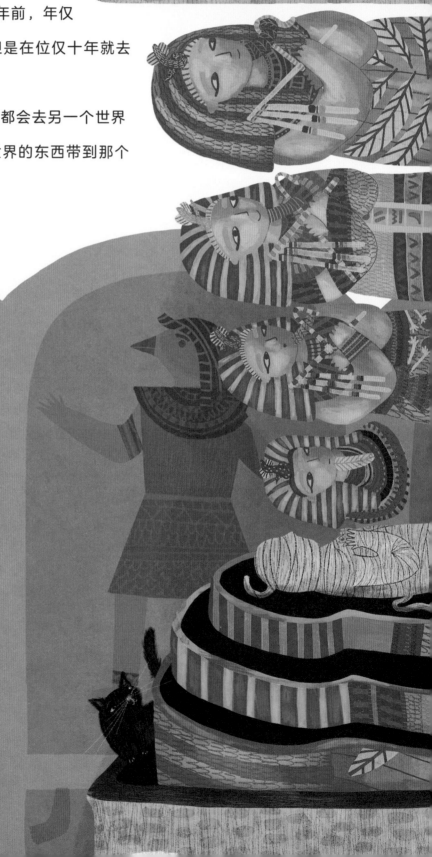

　　我们把古埃及的国王称为法老。古埃及人相信，法老是住在人间的神。其中一位法老叫作图坦卡蒙。大约3300年前，年仅九岁的图坦卡蒙当上了法老，但是在位仅十年就去世了。

　　古埃及人认为，所有人死后都会去另一个世界开启新的生活，还可以把这个世界的东西带到那个世界去。

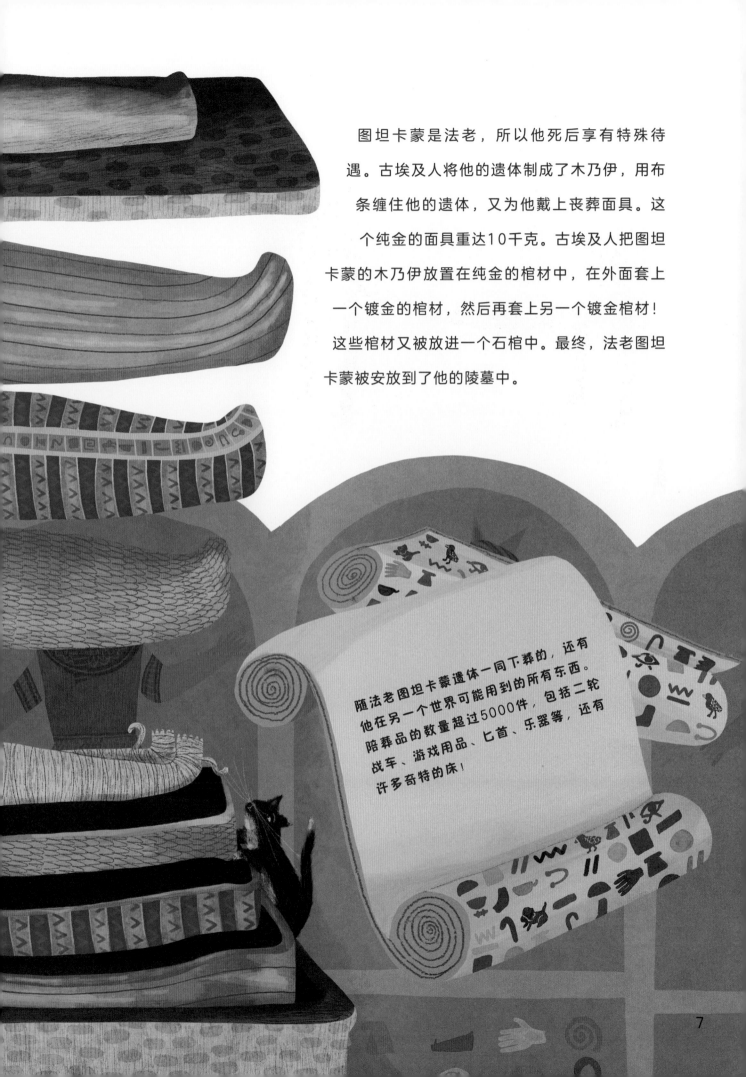

图坦卡蒙是法老，所以他死后享有特殊待遇。古埃及人将他的遗体制成了木乃伊，用布条缠住他的遗体，又为他戴上丧葬面具。这个纯金的面具重达10千克。古埃及人把图坦卡蒙的木乃伊放置在纯金的棺材中，在外面套上一个镀金的棺材，然后再套上另一个镀金棺材！这些棺材又被放进一个石棺中。最终，法老图坦卡蒙被安放到了他的陵墓中。

随法老图坦卡蒙遗体一同下葬的，还有他在另一个世界可能用到的所有东西。陪葬品的数量超过5000件，包括二轮战车、游戏用品、匕首、乐器等，还有许多奇特的床！

图坦卡蒙陵墓中的床，每一张都不一样。但每张床上都雕刻着精美的花纹，配有精致的装饰。这些床都被称为"葬礼床"。

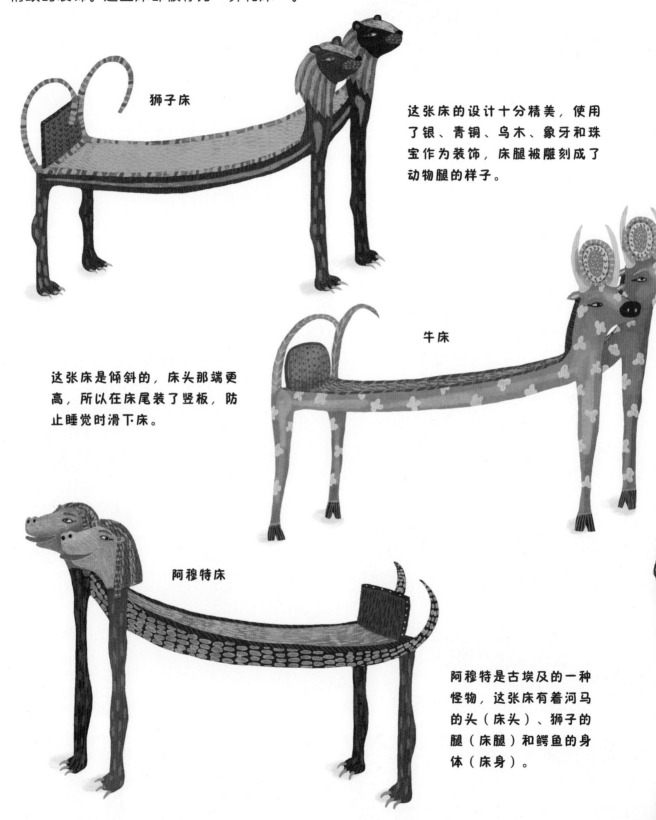

狮子床

这张床的设计十分精美，使用了银、青铜、乌木、象牙和珠宝作为装饰，床腿被雕刻成了动物腿的样子。

牛床

这张床是倾斜的，床头那端更高，所以在床尾装了竖板，防止睡觉时滑下床。

阿穆特床

阿穆特是古埃及的一种怪物，这张床有着河马的头（床头）、狮子的腿（床腿）和鳄鱼的身体（床身）。

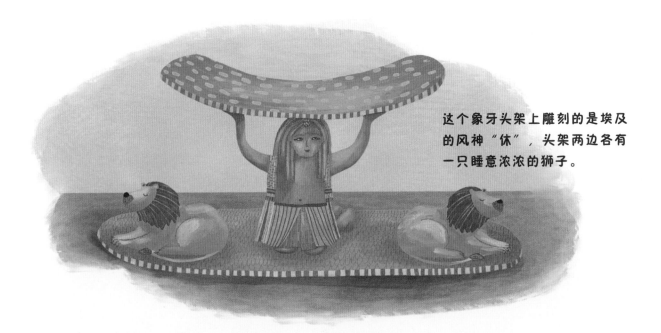

这个象牙头架上雕刻的是埃及的风神"休"，头架两边各有一只睡意浓浓的狮子。

在图坦卡蒙的陵墓中共发现了四个特别的头架。它们是用象牙、金子和玻璃制成的。

古埃及人使用头架来代替枕头。他们会在头架上铺上亚麻垫，这样睡起来更舒服。睡在头架上很凉快，因为头架能让脖子和头部周围保持空气流通，不会弄乱他们漂亮的发型，还能防止虫子爬到脸上。

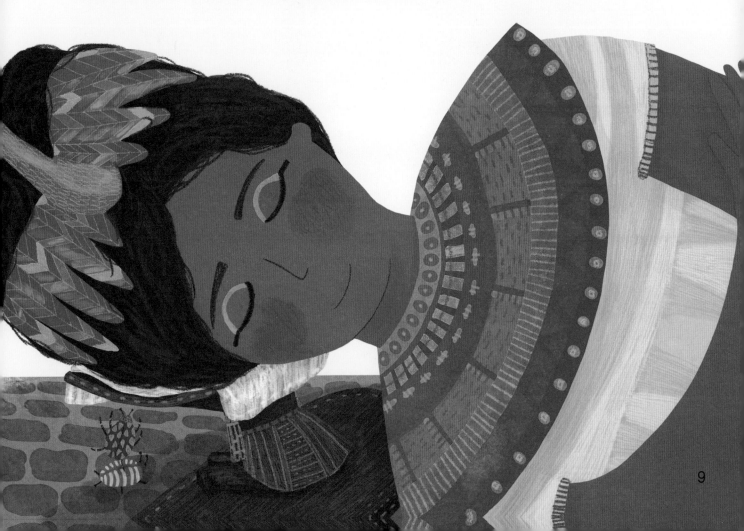

图坦卡蒙的墓中还有一张床，被认为是最早的"Z"形露营床，因为它折起来后有点像字母"Z"。这张床是专门为法老图坦卡蒙制作的，因为从没有在其他的陵墓中发现过这样的床。

　　虽然这只是一张露营床，但它十分雅致，而且既舒适又稳固。床腿做成了带爪子的狮子腿的形状。古埃及人很喜欢这个创意，这样他们坐着或者躺着时，就像靠着强大的狮子。

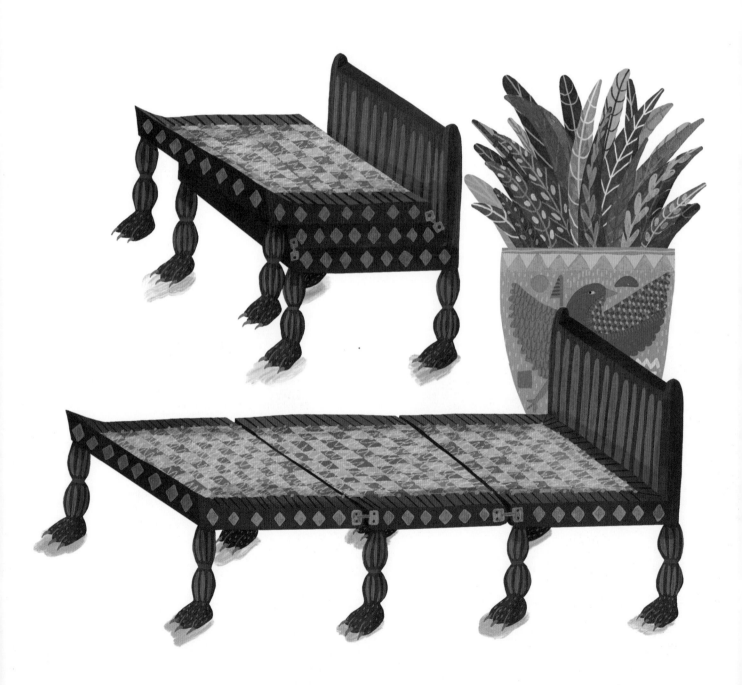

图坦卡蒙在打猎和露营的时候可能会带上这张床。以前的露营床只能对折，但这张床可以折成三层，所以奴隶们搬起来更轻松了。不过，这张床看上去还是非常重的。

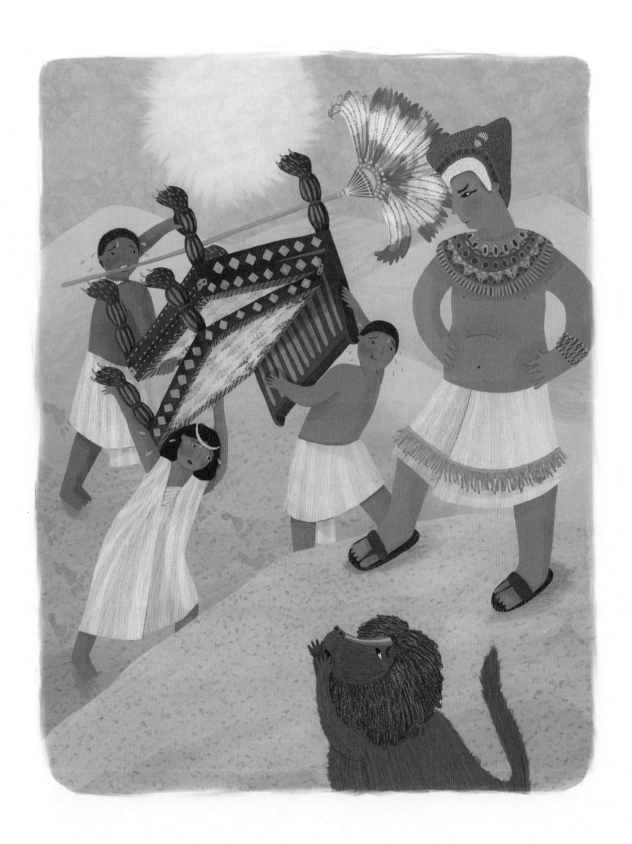

图坦卡蒙的露营床还有其他的用途。如果他去巡视自己的领土，他肯定希望能睡在宽大舒适的床上。可是，在古埃及，拥有床的人非常少。绝大多数的人要么睡在稻草堆成的床上，要么睡在棕榈叶铺成的床上。恐怕对法老来说，这两种床也太不舒适了！这时，露营床就能派上用场了。

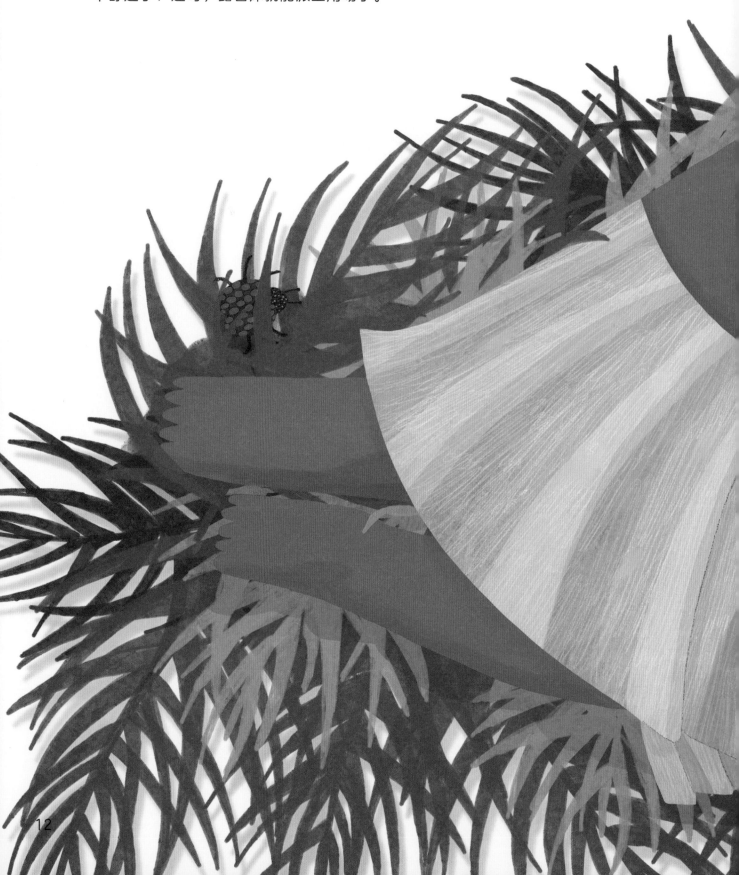

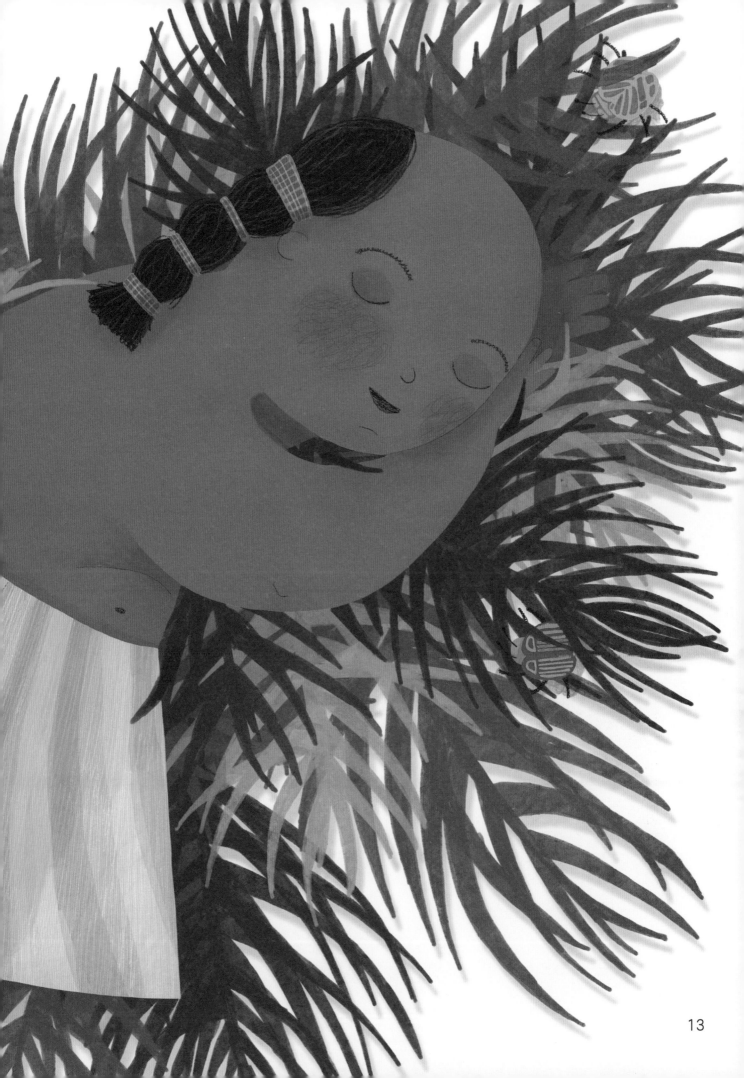

世界各地的床

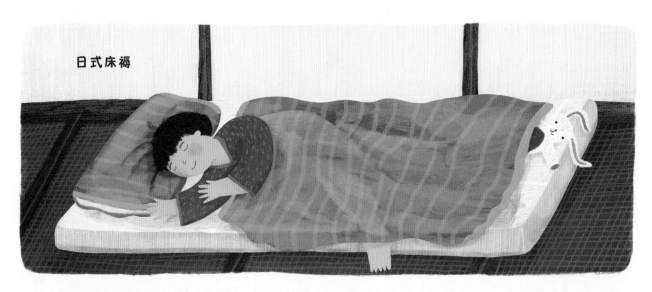

日式床褥

日式床褥是传统的日式床。它包含两个部分：褥子，也就是铺在底下的薄薄的床垫，以及被子，即厚厚的床盖。早晨起床后，你可以将褥子和被子都叠起来，收进储物柜里。对于小房间来说，用这种床太方便啦！日式床褥通常铺在由蔺草制成的榻榻米上，而有弹性的榻榻米也让日式床褥睡起来更加舒适。

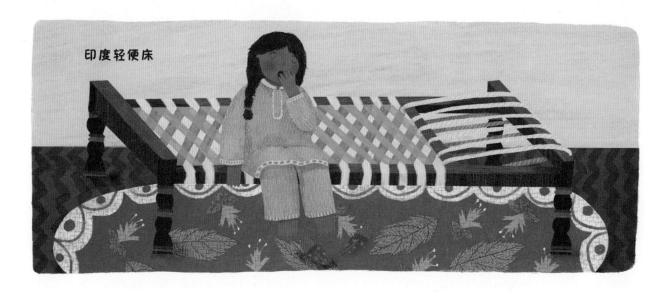

印度轻便床

印度轻便床在英语中的名字意思是"四只脚"。它确实有四只脚，是印度很早就有的传统样式的床。床架通常是用芒果树的木头做的，床面的材料多为棉花、椰子纤维或干树叶，由手工编织而成。因为编织得十分宽松，所以床下的空气也可以向上流动，睡起来舒适而凉快，在印度这样炎热的国家使用真的是再合适不过了。

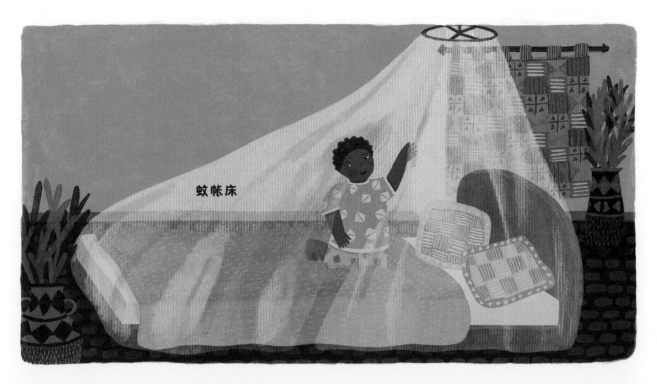

蚊帐床

在非洲、亚洲和南美洲的部分地区，为了躲避讨厌的蚊子，防止因被叮咬而传播疾病，人们会在床上挂蚊帐。还有什么防蚊方法比在床上挂上蚊帐，再把蚊帐边缘塞好更妙呢？而且挂上蚊帐后，床好看多了。

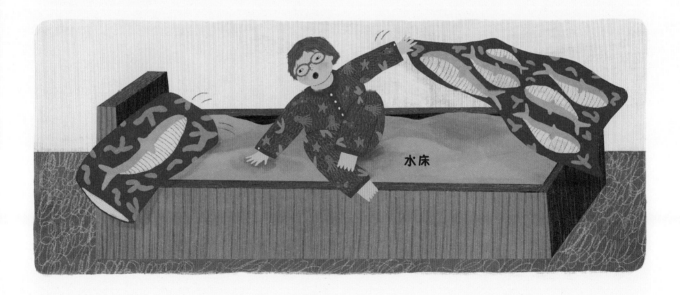

水床

1833年，一位苏格兰医生为他的病人发明了水床。这种床有点像一个巨大的塑料垫子，里面装满了水。但它很不稳定：你一动，床垫里的水就会晃动！后来人们对水床做了一些改良，用许多迷你的小水袋和空气袋填充床垫，这样能有效减少晃动。

想象一下睡在空中会多有趣！印度尼西亚巴布亚省的科罗威人住在高高的树屋里，这样就可以远离地面上空的蚊子。树屋有很多房间，男人睡一间，女人睡一间。每个房间里都有火堆，大家都围着火堆睡。这听起来有点危险，毕竟树屋是由木头搭建的。不过，科罗威人将火堆架设在一个洞上。万一火大了，人们可以把火堆迅速从洞里推出去，让火堆落到外面的地面上。另外，科罗威人还会在地板上铺上一层薄薄的树皮，作为他们的床。

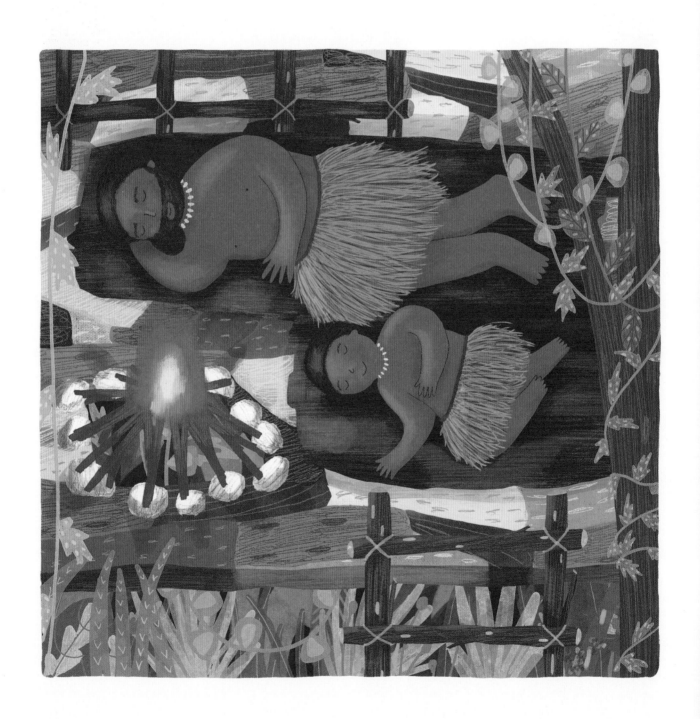

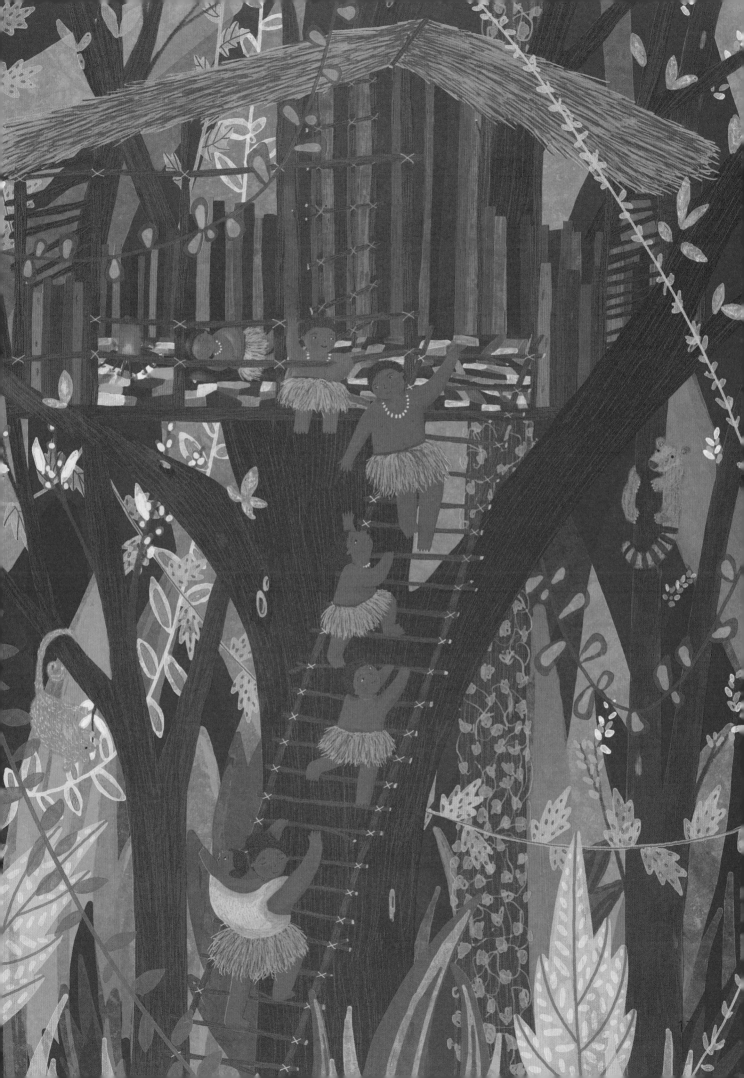

这张床看起来怎么样？这是中国的婚床——拔步床，是送给新婚夫妇的礼物。拔步床上雕刻着华丽的装饰，寓意多子多福。尽管现代中国的婚床简化了很多，但仍然有一些像图中这样古老的婚床保存了下来。

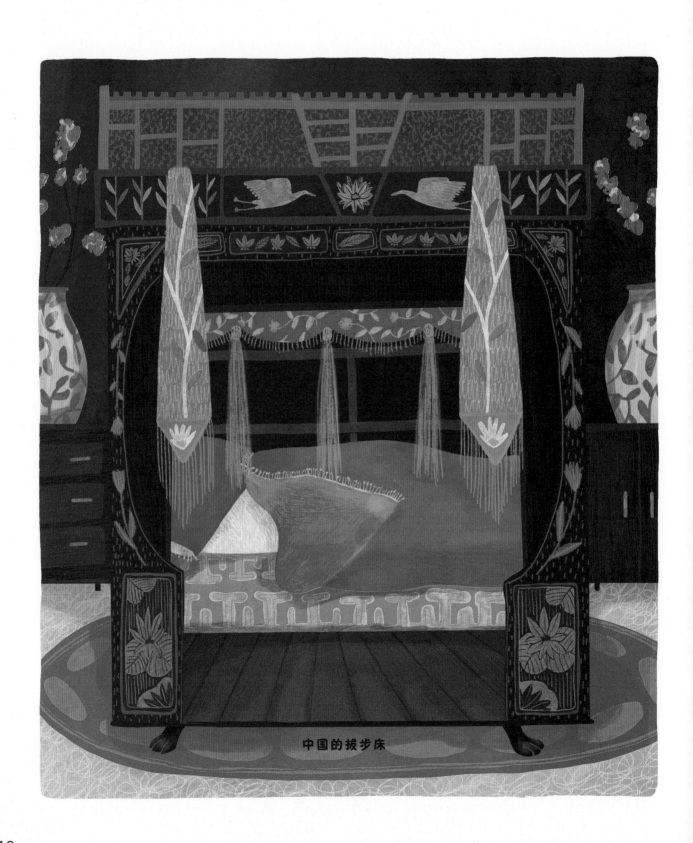

中国的拔步床

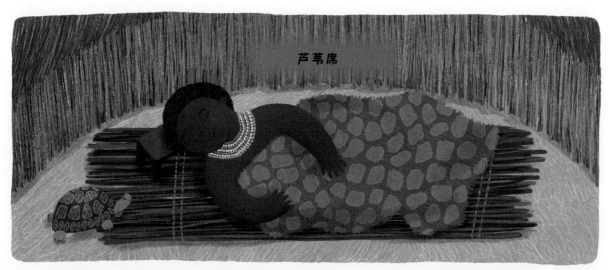

芦苇席

在南非，有些祖鲁人会睡在名叫"因德鲁"（indlu）的蜂窝状小屋里。他们习惯在小屋的地上铺一层薄薄的芦苇席，然后睡在席子上，用动物皮做被子，小木凳做枕头。

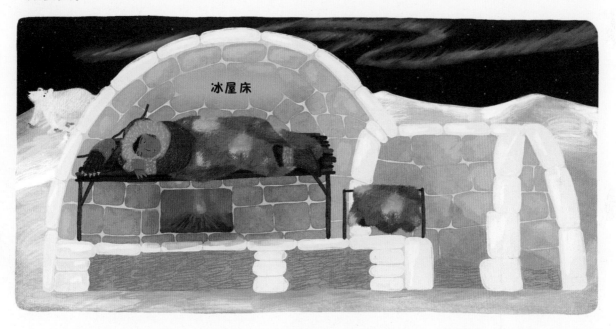

冰屋床

你可能会以为睡在冰屋里很冷，但其实里面特别暖和。因纽特人住在北极，他们出远门狩猎的时候就会住在这样的冰屋里。冰屋是由冰做成的砖堆砌而成的，它有好几层，最中心的地方放火堆；最高的一层最暖和，所以因纽特人会睡在那里。他们会铺上一层树枝，然后躺在上面打盹儿，用厚厚的动物毛皮做被子。

世界上的床真是多种多样啊！你最想在哪种床上睡觉呢？

暖和的炕

　　中国北方的冬季寒冷而漫长。幸运的是，早在2500多年前，就有人想出了一个绝妙的主意，发明了"炕连灶"，它既能用来做饭，又能用来取暖。直至今日，仍有部分中国人在使用炕连灶。

　　"炕"在汉语中有"干"的意思，炕连灶也确实有防潮的功能。有了它，整个家就暖和起来了。炕连灶的一边是灶，可以做饭；另一边是炕，你可以把它当桌子，也可以当椅子。而且最妙的是，睡在炕上暖和极了。白天家人聚会时可以坐在炕上，非常温暖惬意。大家坐在炕上聊天、讲故事、唱歌、玩游戏，甚至婚礼的一些环节也在炕上进行。那么，炕连灶是怎么工作的呢？

离灶最近的地方最暖和，所以家里的长辈会睡在这里。

在灶中生火。木头、草、煤、稻草和玉米芯都能用来生火。

该做饭啦！用灶来煮饭烧水。

灶中的热气流过床下的管道。

这些管道像迷宫一样曲折，可以让更多的热量传到炕上，让炕暖和起来。

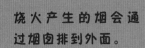
烧火产生的烟会通过烟囱排到外面。

坑砖上有一层黏土，上面还会铺一层草席用来隔热，不然温度太高。在草席上还会铺棉垫或毯子，最后再铺一层床单。

全家人在坑上都能睡得下。希望晚上没人打呼噜！

坑上有时会放一个坑桌，用来放餐具和食物。

和日式被褥一样，坑上的被褥也只在晚上铺开，白天会被收起来，为家庭活动腾出空间。

有时坑下还有抽屉，用来烘干湿靴子。

坑是砖头做的，需要很长时间才能热起来，但热了之后也要很久才会冷却，所以即使灶里的火熄灭了，坑还会热上一整晚。

睡在太空中

睡在太空中是什么感觉呢？想象一下你要远离家乡，在宇宙飞船中绕着地球转动，没有重力将你固定在地面，整个人处于失重状态，可能会感觉怪怪的吧。

欧洲科学实验舱位于航天飞机的背面

这艘航天飞机载着宇航员往返地球。从地球到国际空间站大约需要6个小时，但从空间站返回地球只需要3个小时！

宇航员的餐厅

可供4名宇航员使用的睡眠室

美国实验舱

这个突出的圆顶上有7扇窗户，宇航员透过窗户可以看到地球。

这就是在国际空间站(ISS)睡觉的感觉。国际空间站是一个巨大的航天器，大约每90分钟绕地球转一圈。它飞得很高，离地面300多千米，飞行速度为2.8万千米每小时，这速度也太快了！

空间站由许多被称为"模块"的部分组成，所有模块连接在一起。空间站可供6名宇航员使用，里面设有睡眠室，有做实验的地方，甚至还有健身房。宇航员通常会在空间站里住半年左右。不过，有一位宇航员在这里生活了将近一年！

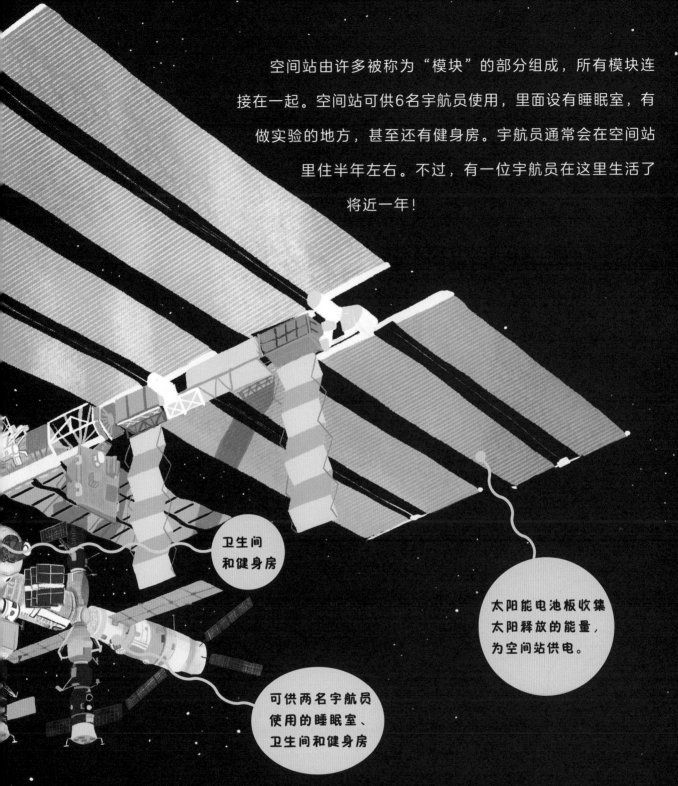

卫生间和健身房

太阳能电池板收集太阳释放的能量，为空间站供电。

可供两名宇航员使用的睡眠室、卫生间和健身房

国际空间站由15个国家共同建造而成，供宇航员工作、生活和休息。有时你不用望远镜就能从地球上看到它，它看起来就像一个在夜空中快速移动的大白点。

宇航员总是很忙碌，他们需要确保空间站干干净净，运转良好。有时，他们会穿上宇航服在空间站外工作。他们还会进行许多科学研究，这些研究的成果已在我们的日常生活中派上了很大用场。因此，辛苦工作之后，宇航员需要睡个好觉……

但在空间站里睡觉并不像在地球上那么容易。空间站绕地球飞行的速度特别快，宇航员每天能看到16次日出和16次日落，这让他们的大脑很难判断什么时候该睡觉了。此外，空间站中几乎没有重力，也就是说，这里所有的东西都会飘起来，包括宇航员。而且因为没有重力，宇航员无法躺下来睡觉。因此，他们需要训练自己的大脑和身体，才能保证每天按时入睡，按时醒来，形成规律的作息。

首先，锻炼身体！一直飘浮在空中可能很有趣，但对宇航员的肌肉和骨骼不利，所以每天两小时的锻炼非常重要，白天锻炼一下也能让他们晚上睡得更香。他们可以把自己绑在跑步机或健身自行车上锻炼，此外，他们还有力量训练机，用来锻炼肌肉。

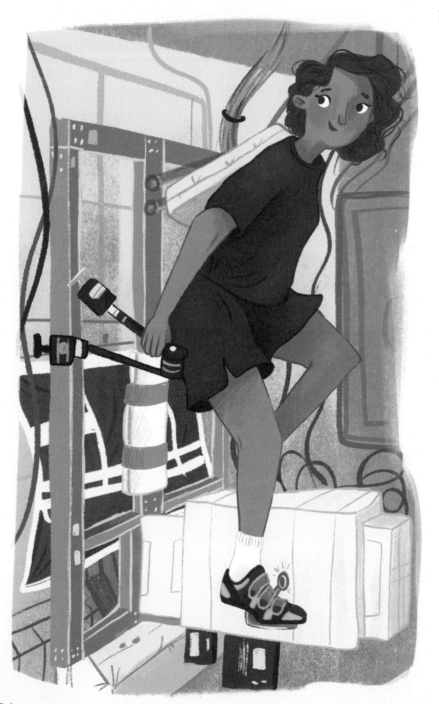

宇航员还需要注意按时吃饭，健康饮食。他们的一些食物是经过脱水处理的，也就是干的。在吃之前，宇航员会往里面加热水。

宇航员如何防止食物飘走呢？他们会把食物放在容器中，再用魔术贴将容器固定在托盘上。粘扣鞋上的纤维条就是魔术贴。托盘也可以用魔术贴固定在桌子上。

和我们一样，宇航员在入睡前也需要时间放松。他们可以给家人或朋友发邮件、打电话，也可以阅读、听音乐、玩游戏，或者观赏太空中那令人震撼的壮观景色。

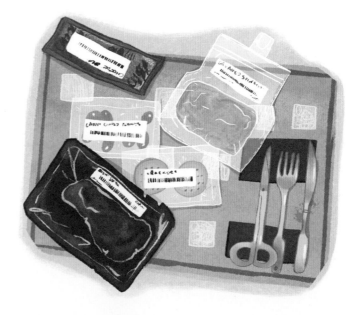

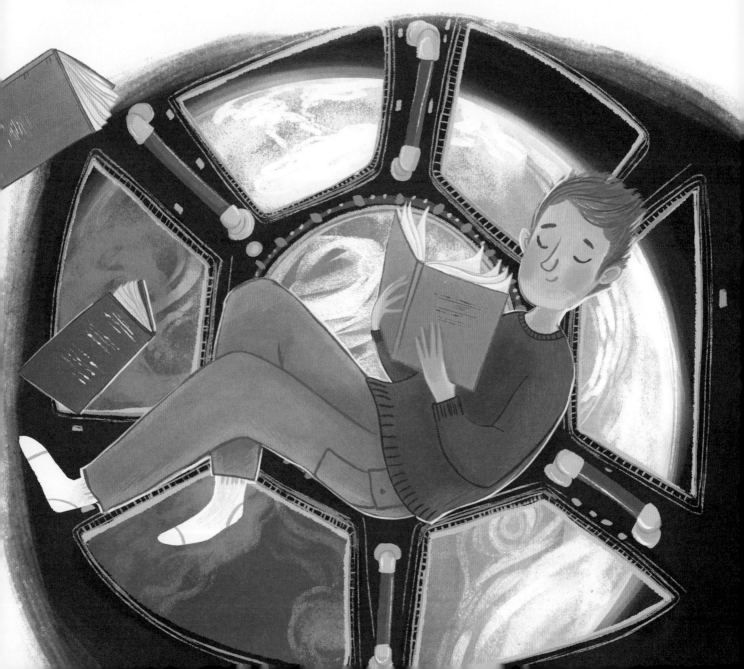

在睡觉之前，宇航员可能需要上厕所。这可不像在地球上那么容易，因为……所有东西都会飘着！空间站上的两个卫生间设计得很巧妙，里面装着像安全带一样的固定装置，还有抽气机，可以抽走大小便。空间站产生的垃圾很少，哪怕是宇航员的尿液，也会被过滤成纯净水，用于清洗和饮用。

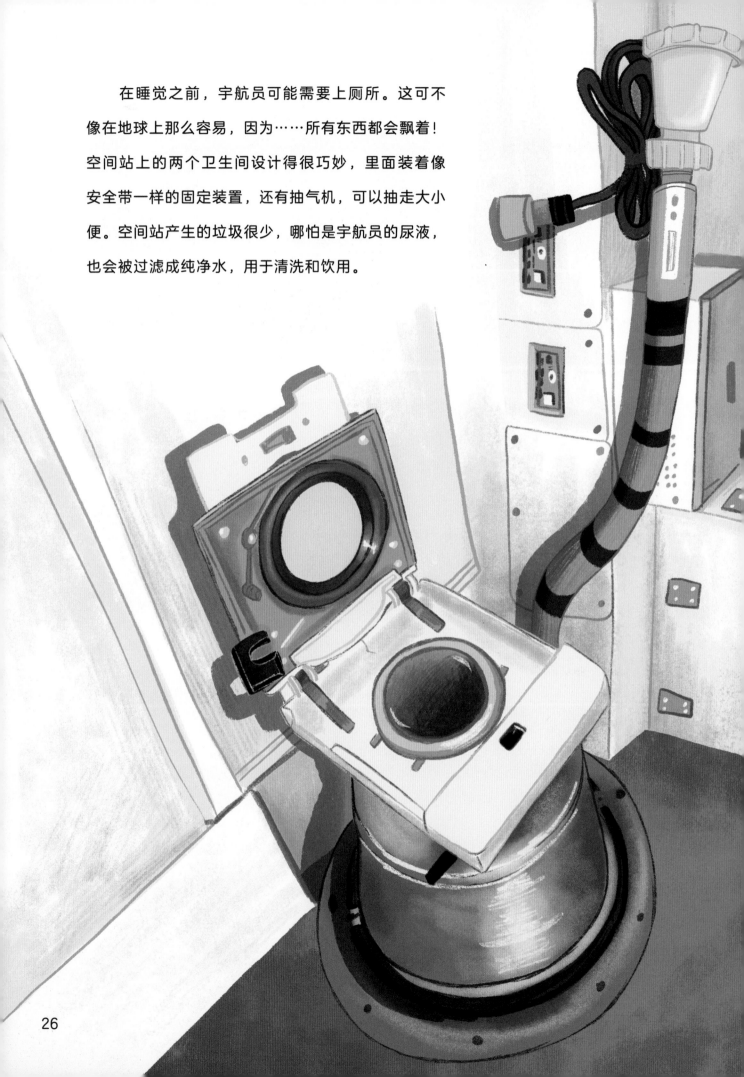

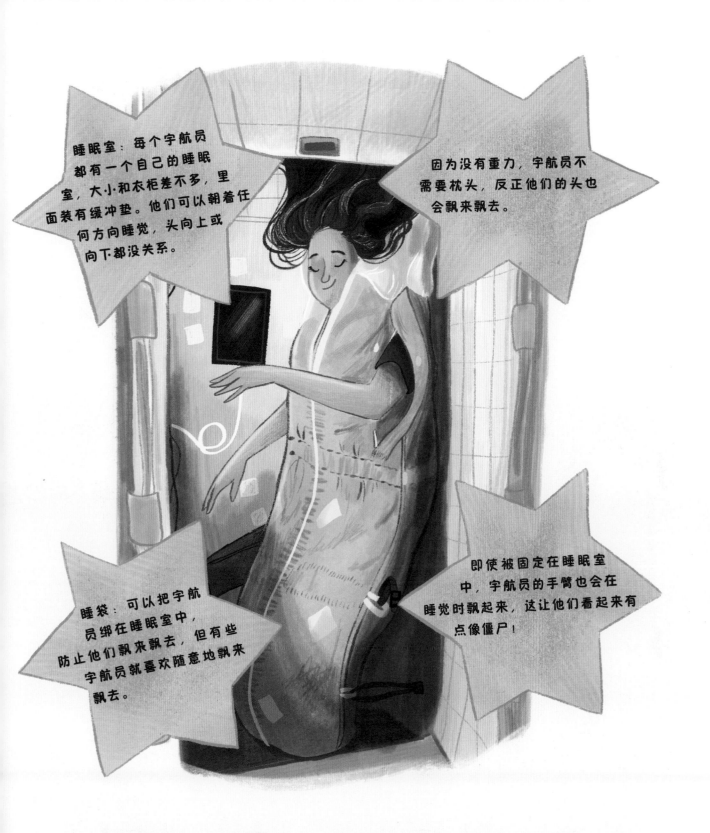

睡眠室：每个宇航员都有一个自己的睡眠室，大小和衣柜差不多，里面装有缓冲垫。他们可以朝着任何方向睡觉，头向上或向下都没关系。

因为没有重力，宇航员不需要枕头，反正他们的头也会飘来飘去。

睡袋：可以把宇航员绑在睡眠室中，防止他们飘来飘去，但有些宇航员就喜欢随意地飘来飘去。

即使被固定在睡眠室中，宇航员的手臂也会在睡觉时飘起来，这让他们看起来有点像僵尸！

    大多数宇航员不穿睡衣睡觉。他们晚上穿工作服，而且每隔一天才换一次内裤，工作服和短裤则每十天换一次。这是因为他们没有太多的地方放衣服，而且这里也没有洗衣机，所以只能将一件衣服穿很长时间。

    在太空中睡觉不像在地球上那么简单，但看起来要有趣得多！

摇晃着入睡吧

有什么比在吊床上摇晃着入睡更让人放松的呢？事实上，科学家已经证明，躺在摇摆的吊床上会对我们的大脑产生影响，让我们入睡更快，睡得更熟。

吊床并不是一种新发明。历史学家认为，吊床最早是由一千多年前生活在南美洲的玛雅人发明的，而且玛雅人至今仍在制作吊床。他们用树枝做的织布工具制造吊床，就像下图这样。

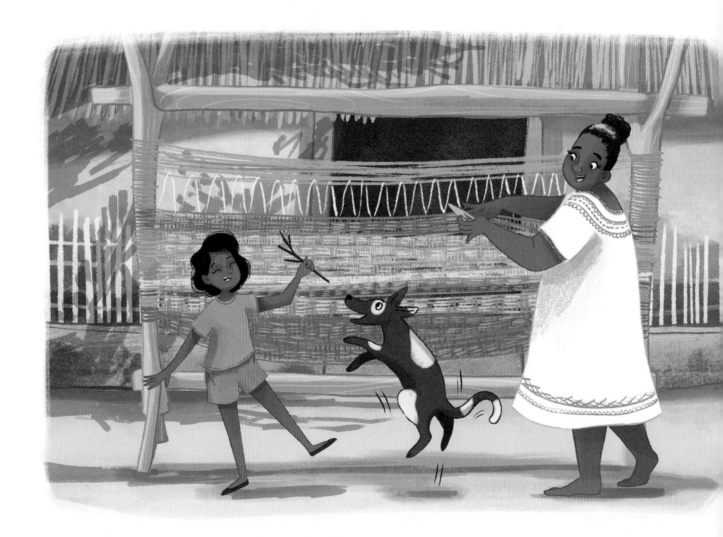

吊床是一项了不起的发明：它舒适、易于悬挂，还能保护玛雅人不被地上的蛇或蚂蚁咬到。

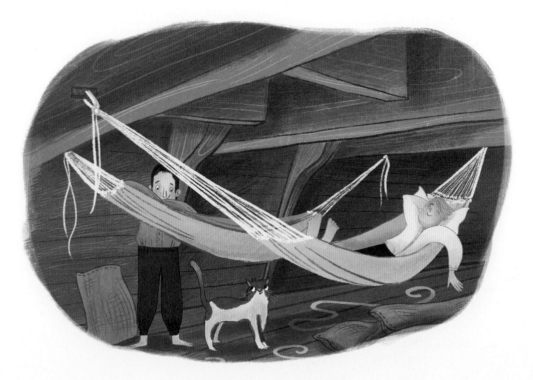

　　1590年左右，水手们开始在船上使用吊床。有了吊床，就能让更多的水手有床睡。比起睡在又湿又硬的甲板上，还是睡在吊床中随海浪摇晃舒服得多，所以，水手们一定也很高兴。

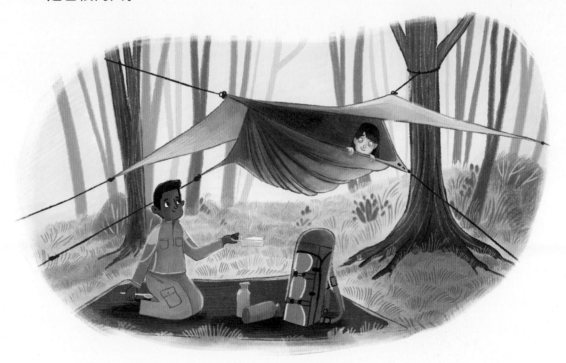

　　对于在丛林和森林中旅行的人来说，吊床非常方便。睡觉的时候，他们可以把吊床挂在大树之间，再盖上雨罩，然后就能摇摇晃晃地进入梦乡了！

2014年9月，在意大利举办的国际高绳会面嘉年华中，数百人睡在吊床上，拴着吊床的绳索架在阿尔卑斯山脉间，离地约90米高。不过别担心，他们身上都系着安全带，不会从吊床上滚下来！

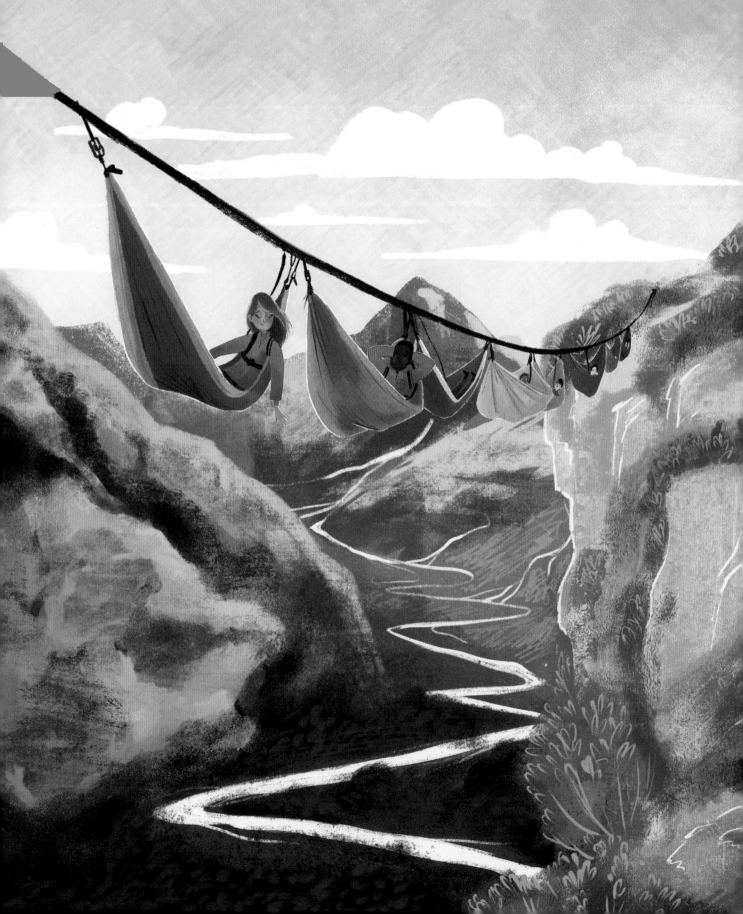

你有没有爬吊床时摔在地上的经历？是不是感觉很丢脸？为了避免这样的尴尬，也为了保护你的小屁股，请看完下面这个简单的吊床使用指南：

1.背对吊床，站在吊床中部的位置。

2.双手放在吊床的边缘，然后坐下。

3.确保你的屁股坐在吊床的中央。

4.迅速将你的双腿从侧面放到吊床上。

5.换换姿势，斜躺在吊床上，大多数人觉得这是最舒服的姿势。

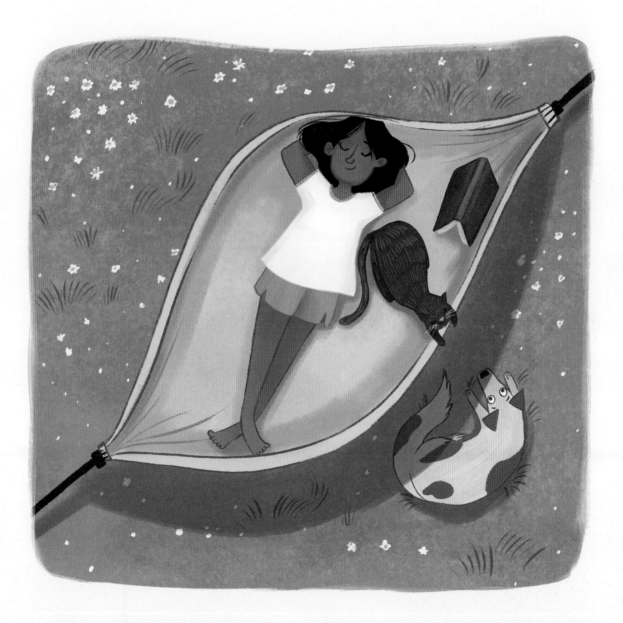

最后，请不要把吊床绷得太紧。让它垂下来，看着就像高兴时弯起来的嘴巴一样，这样躺上去才会舒服。

睡在旅途中

你有过在火车的卧铺上睡觉的经历吗？火车穿过乡村与城镇，呼啸而过。当夜幕渐渐降临，星光闪烁，而你躺在舒适的床上，伴着火车前进的"哐当哐当"声进入梦乡。

1883年，著名的东方快车开通了，这趟列车从巴黎开往君士坦丁堡（也就是如今土耳其的伊斯坦布尔）。从那之后，在火车上睡觉就变得十分令人向往。

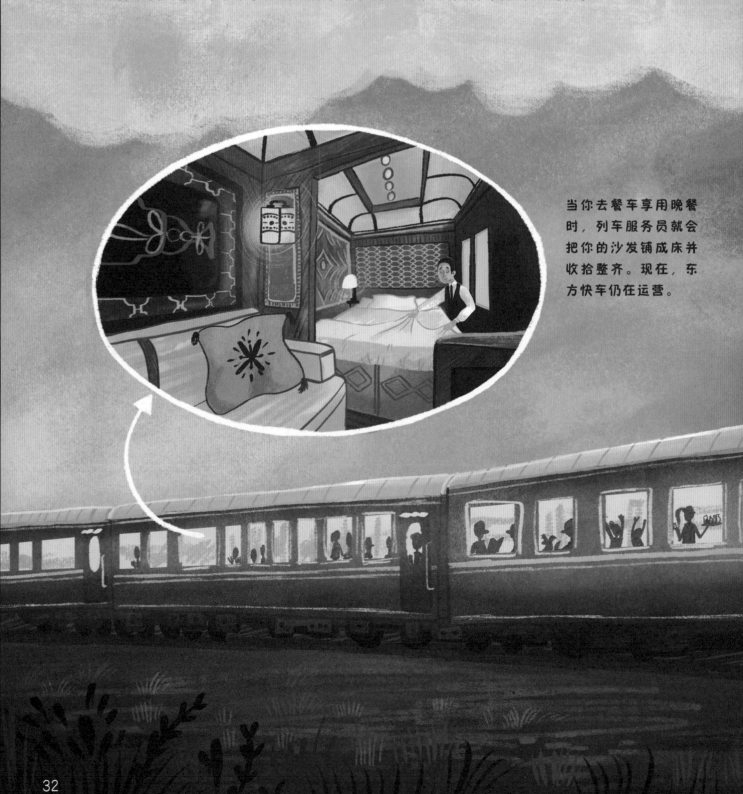

当你去餐车享用晚餐时，列车服务员就会把你的沙发铺成床并收拾整齐。现在，东方快车仍在运营。

如今，卧铺火车越来越受欢迎了，这不仅因为火车比飞机更环保，还因为世界上有几条豪华卧铺火车路线非常吸引人。比如，你可以乘坐四季岛号列车横穿日本，乘坐金鹰号环游俄罗斯，或者乘坐皇家苏格兰人号跨越苏格兰高地。

可以过夜的交通工具并不是只有火车，在水面上人们也能摇晃着入睡。300多年前，英国开始使用运河船来运输货物。这些船由马拉着，沿着专门修建的运河前进，运输各种各样的东西，比如水泥、奶酪、沙子、糖等。

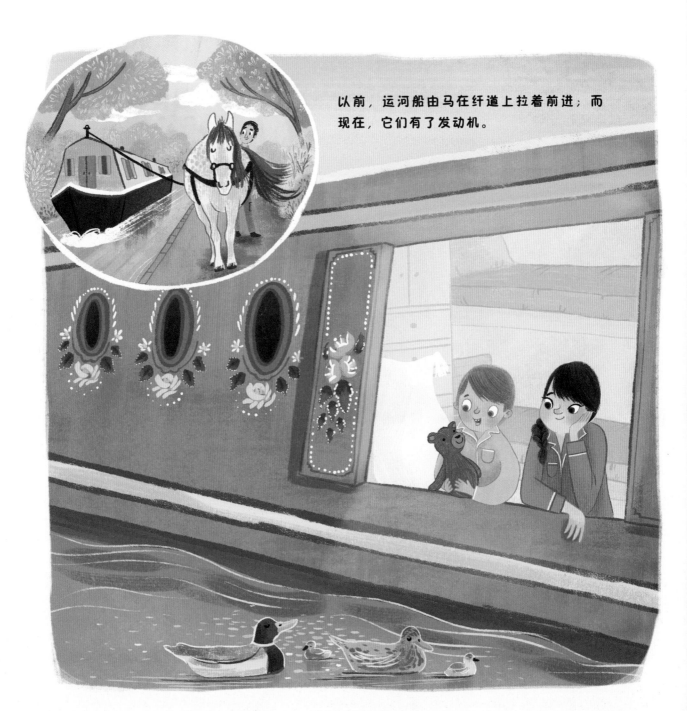

以前，运河船由马在纤道上拉着前进；而现在，它们有了发动机。

现在仍有少数运河船用于运输，但大多数都是供人游乐的。白天，你可以开着船在水面上行驶；到了晚上，把船停在运河边，然后在船上舒舒服服地睡一觉，也许醒来时还能看到一群鸭子从你的窗前游过呢。

睡在海里又是什么感觉呢？住在潜艇上好像很好玩，但其实潜艇上有点儿挤。有时，100多个人不得不同时挤在潜艇上，一起待上两三个月。当你身处深海时，你很难分辨什么时候是白天，什么时候是晚上。

　　潜艇上的船员会轮流工作和睡觉。一个人起床后，就换另一个人躺到同一张床铺上，伴着潜艇的轰鸣声慢慢睡去。

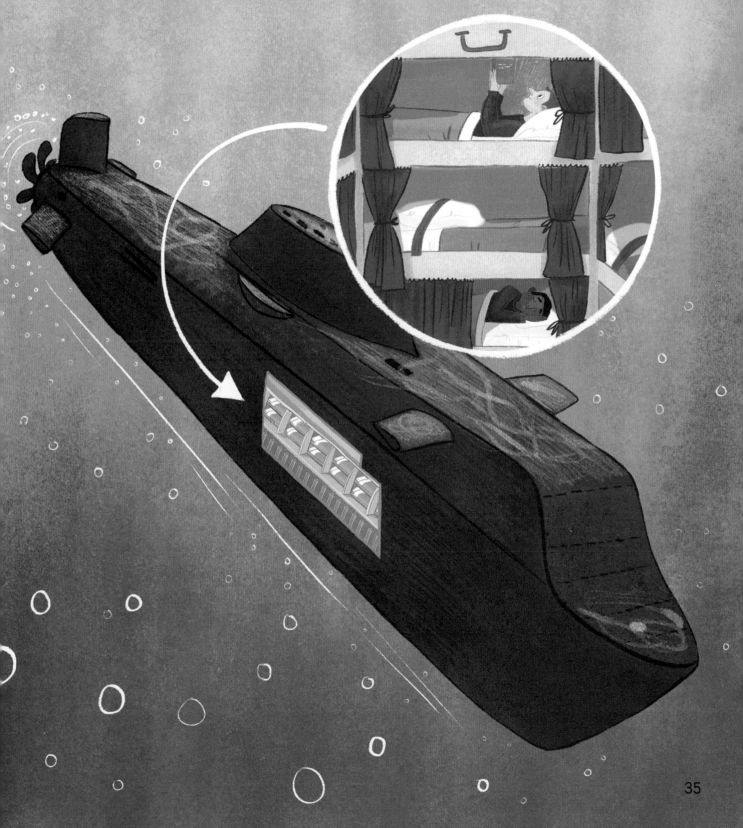

音乐家有时会在旅游大巴上小睡一觉。大巴司机载着他们从一个城市到另一个城市，巡回演出。可能他们入睡时还在意大利，醒来就已经到了西班牙，准备进行下一场音乐会演出了。

有些旅游大巴停下后，侧边可以向外打开，给车内腾出更多的空间。旅游大巴上的床通常是挂着床帘的双层床。如果你是超级大明星，大巴上还会有你的私人卧室和浴室。它们通常配有电视、游戏机，甚至还有录音棚或舞台！

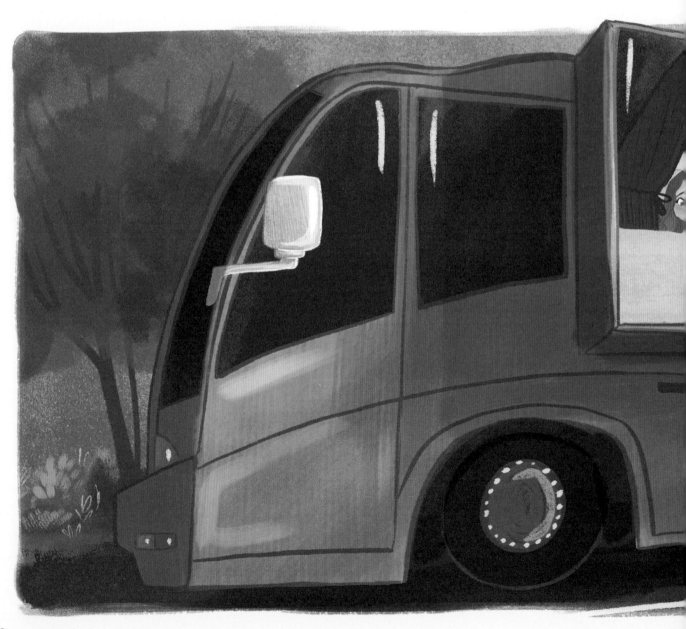

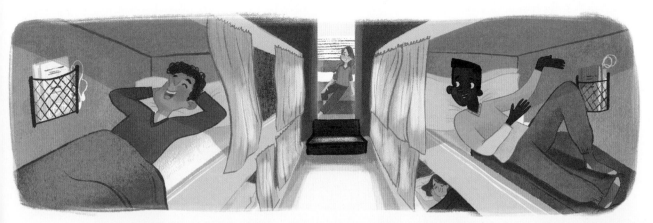

    我们通常都是在哪儿睡着，就会在哪儿醒来。但如果在旅途中睡觉，那就有趣多了。船、火车、潜艇或者长途巴士……发挥你的想象力，你想在哪种交通工具上边打盹儿边旅行呢？

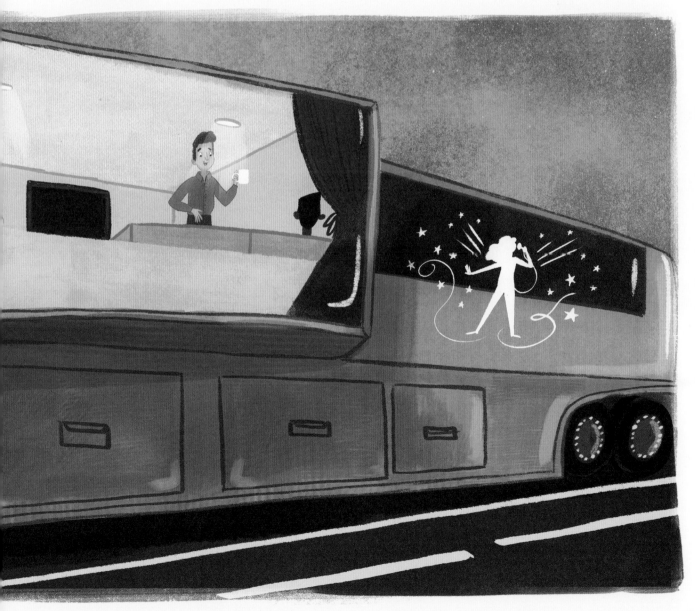

忙忙碌碌的一夜

当你换好睡衣、刷完牙、爬上床时，你可能以为其他人也都准备睡觉了。但是，夜晚来临后，有些人才刚准备开始工作。要知道，这个世界即使在晚上也不会停止运转！起火了、要生孩子了，或只是肚子饿了要找吃的，人们都需要公交车或出租车带他们去目的地。有时，还会有意外发生……

发生意外时就需要去医院了，医院24小时都开门。救护车司机会把车停在急诊室外，打开车门，让急救人员从车里出来。

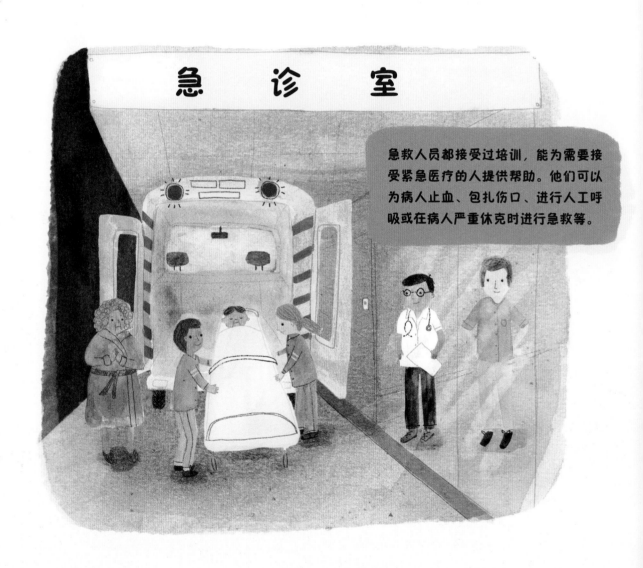

急救人员都接受过培训，能为需要接受紧急医疗的人提供帮助。他们可以为病人止血、包扎伤口、进行人工呼吸或在病人严重休克时进行急救等。

急救人员会把病人轻轻地抬到救护车担架上，再把他们转运到医院。医院里有夜班护士和医生等着他们。

在医院里，医生和护士会为病人选择最适合的治疗方案。骨折的病人可能需要拍X光片。X光片是一种能反映你身体内部情况的"照片"。在X光片上，白色的是骨头，深灰色的是身体其他柔软的地方。

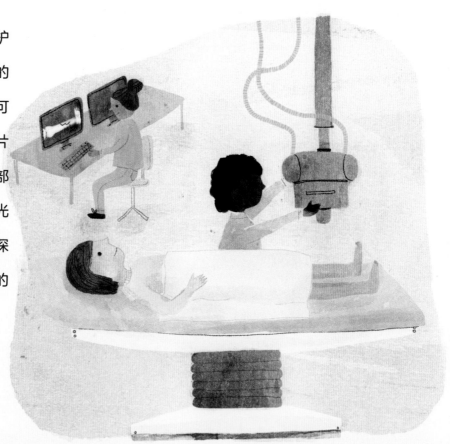

医生会通过查看X光片判断病人是否需要打石膏。石膏是一种包裹在骨折部位的湿绷带，干了后就会变硬，它能在断裂的骨头长好前对骨头起到保护作用。

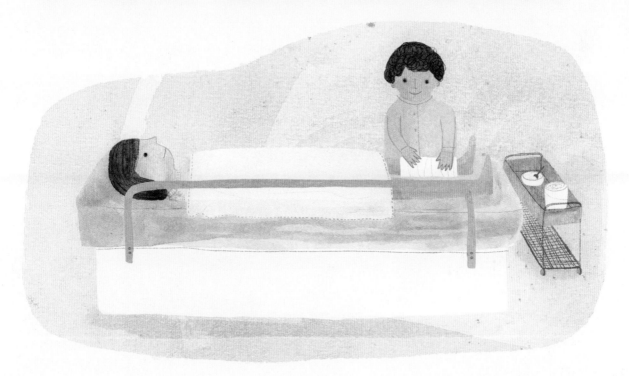

医院整晚都很忙碌，灯火通明。在医院里，干净的走廊上挤满了护士、医生、护工和清洁工。医生会在查房时检查病人的情况，确保每个人都能尽快得到医治。

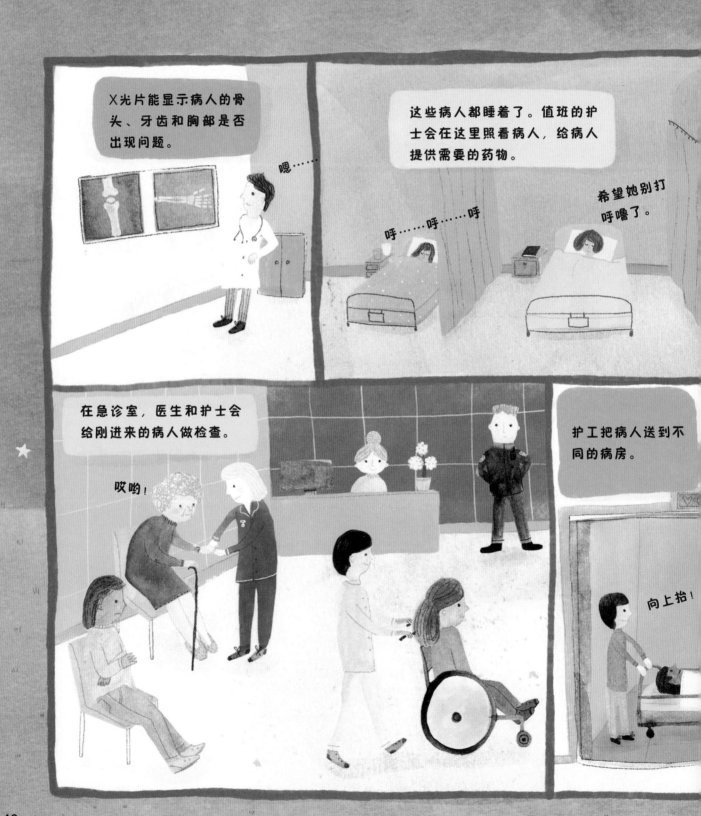

X光片能显示病人的骨头、牙齿和胸部是否出现问题。

嗯……

这些病人都睡着了。值班的护士会在这里照看病人，给病人提供需要的药物。

呼……呼……呼

希望她别打呼噜了。

在急诊室，医生和护士会给刚进来的病人做检查。

哎哟！

护工把病人送到不同的病房。

向上抬！

医院

这是产科病房，妈妈们在这里生小宝宝。

你想喝点什么吗？

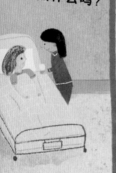

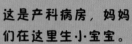

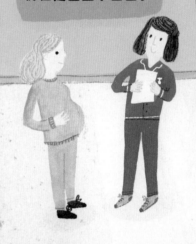

你觉得是男孩还是女孩？

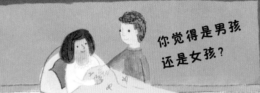

你好！

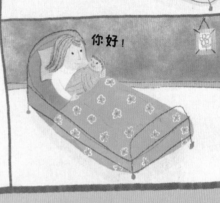

清洁工每天都会打扫医院，确保医院干干净净，没有细菌。这是非常重要的工作。

擦干净！

扫干净！

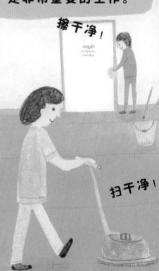

医护人员坐下来休息，吃个三明治。这是他们的"午餐"时间，只不过是在半夜！

聊聊天！

吃吃东西

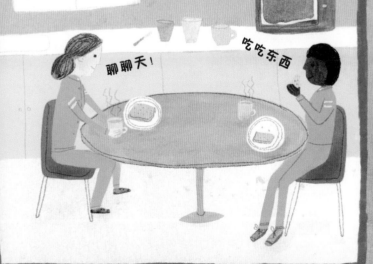

41

大多数医院都有一种特殊的病房——产房。这里是妈妈们生小宝宝的地方。小宝宝在半夜出生再正常不过了，所以这里的工作人员白天和晚上都要工作，确保妈妈和宝宝都能得到很好的照顾。

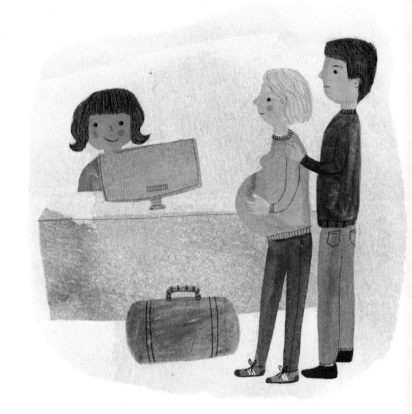

医院前台的导医会接听紧急电话，告诉产妇们该去哪里。导医还可以呼叫助产士，助产士是受过训练的特殊护士，她们能照顾即将生宝宝的妈妈。宝宝可能需要好几个小时才能出生，所以助产士会事先检查妈妈的脉搏和体温。在这之后，所有人就静静地等着宝宝出生吧！

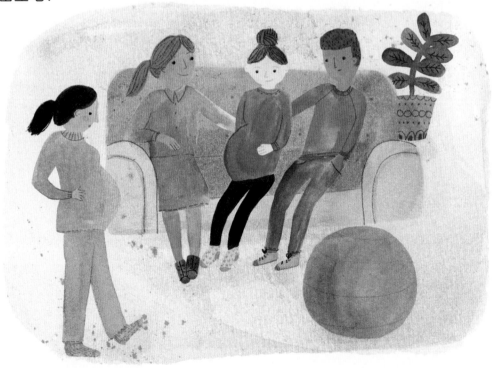

当宝宝快出生时，助产士会先摸摸妈妈的肚子进行检查，肚子里的宝宝经常会扭动！然后，助产士会用一台发出"哔哔"声的机器检查宝宝的心跳。"哔哔……哔哔……哔哔……"这台机器显示宝宝很健康，马上就要出生了。

有时，生出来的宝宝可能是双胞胎或三胞胎！宝宝出生后，助产士会叫来儿科医生，由医生来检查婴儿的呼吸和反射情况，看看他们是否健康。护工会在旁边，给这位新妈妈端来水和食物。

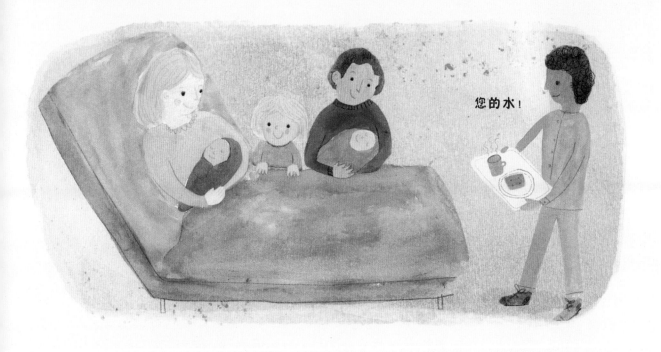

您的水！

医院里无时无刻不在忙碌。第二天早晨，家人们就会来看望刚出生的宝宝。

发现问题，修理好！

在我们行走的地面之下，是长达数百千米的管道和隧道。输水管道把干净的水送到我们家中，我们在家中倒入水池和抽水马桶中的污水又通过下水道排出去。虽然下水道有点臭，但它的确是一项伟大的发明，因为它让我们的城市更干净，也让我们远离疾病。

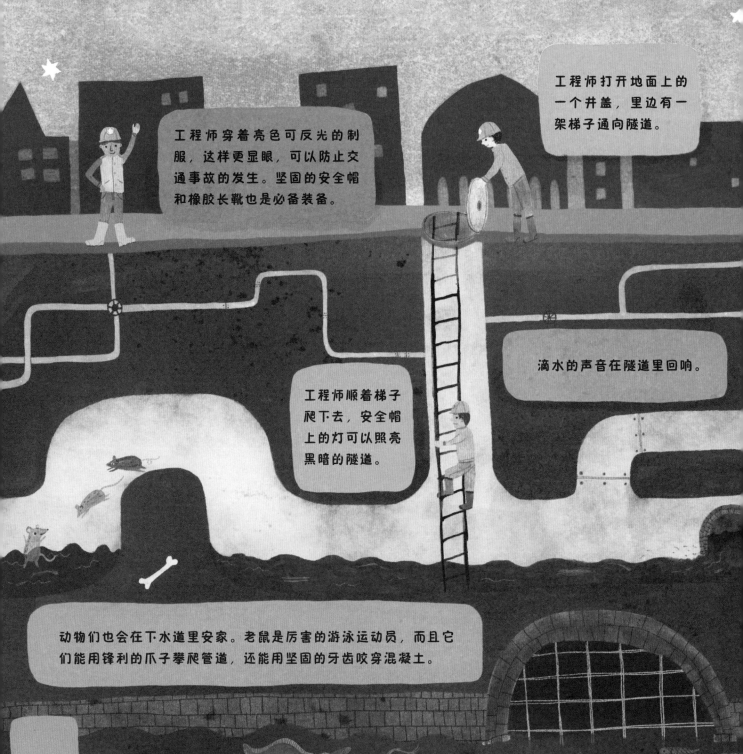

工程师穿着亮色可反光的制服，这样更显眼，可以防止交通事故的发生。坚固的安全帽和橡胶长靴也是必备装备。

工程师打开地面上的一个井盖，里边有一架梯子通向隧道。

工程师顺着梯子爬下去，安全帽上的灯可以照亮黑暗的隧道。

滴水的声音在隧道里回响。

动物们也会在下水道里安家。老鼠是厉害的游泳运动员，而且它们能用锋利的爪子攀爬管道，还能用坚固的牙齿咬穿混凝土。

夜深了，下水道里很安静，因为人们通常不会在这时洗澡、洗衣服或洗碗。当下水道里水流小的时候，排水工程师就出动了，这正是他们到地下检查管道的好时机。

有些隧道很小，而有些隧道大到工程师可以在里面行走。在大城市里，工程师通常会把摄像头装在小木筏或带有轮子的机器人上，让它们沿着下水道移动。这样，工程师就可以在电脑上查看下水道中的情况，确保一切正常。

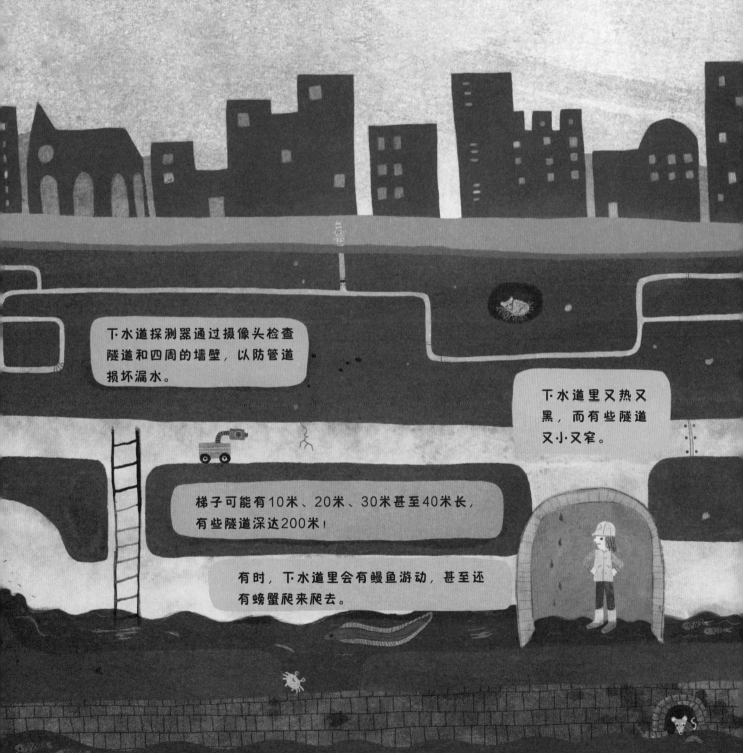

下水道探测器通过摄像头检查隧道和四周的墙壁，以防管道损坏漏水。

下水道里又热又黑，而有些隧道又小又窄。

梯子可能有10米、20米、30米甚至40米长，有些隧道深达200米！

有时，下水道里会有鳗鱼游动，甚至还有螃蟹爬来爬去。

45

在地面之上，有些设施也会在晚上进行维修。汽车、小货车、公交车和大货车在城市的道路上行驶，或是经由绕城高速公路穿过城市和乡村。这些来来往往的车辆会造成路面磨损。有时，路面中间会出现小坑，甚至大洞，需要维修。高速公路上的指示线也会慢慢褪色，需要重新喷漆上色。

每天都有路面上的设施需要维修，但维修通常都在晚上进行，因为那时路上车少。工人们穿戴着亮色反光的制服和带灯的安全帽，以便在夜间及时维修，不影响第二天的交通。

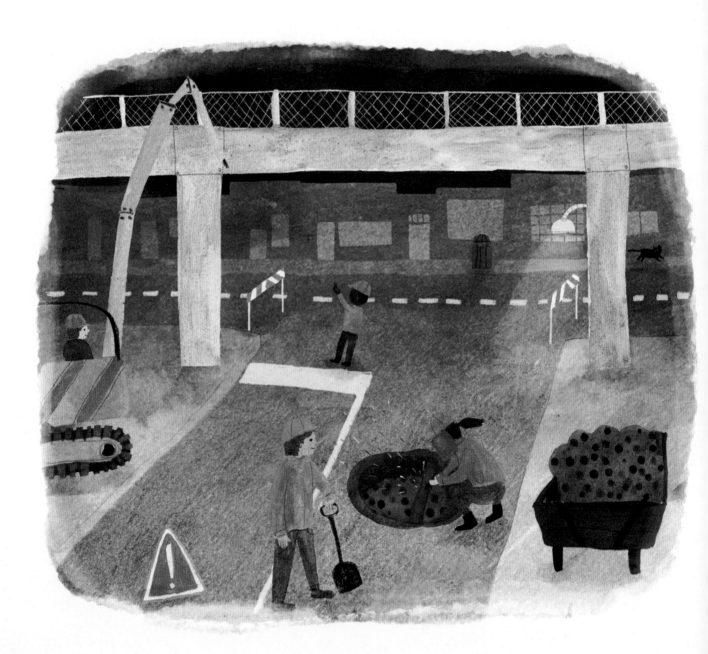

除了道路，绵延千里的铁路线路在地面上纵横交错。火车把乘客、行李以及各种各样的货物送往各个地方，它们穿过树林和村庄，从长长的隧道和桥上飞驰而过。

有时，人们会封闭铁路线路进行维修。在开工之前，设置标志和信号灯非常重要，这可以提示其他人铁路正在维修中。随后，铁路工人就可以开始夜班工作。他们挪走损坏的铁轨，然后铺上新的铁轨。同样，还要确保电子信号灯正常工作，这样司机才知道什么时候该停，什么时候该前进。等人们从睡梦中醒来，铁路工人和工程师就可以喝喝茶，然后睡觉啦！

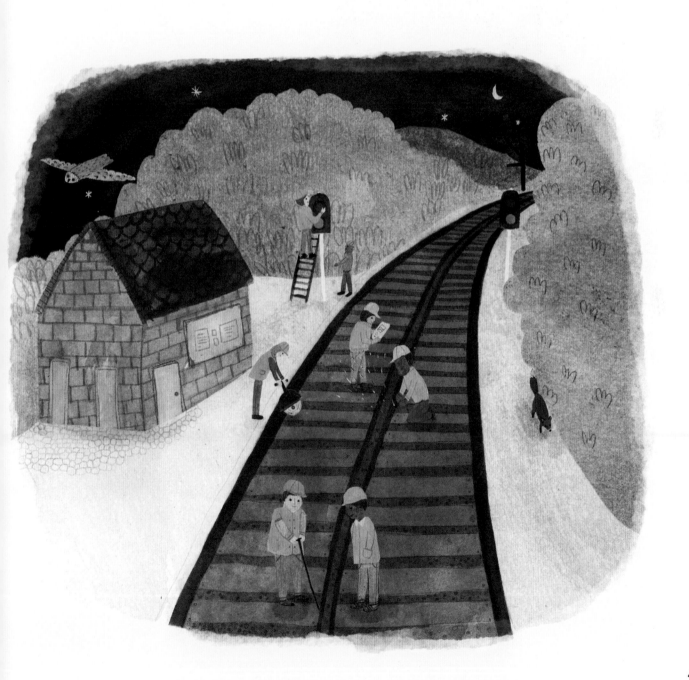

冲向集市

当你早晨起床，看到餐桌上放着一瓶牛奶，你有没有想过它是从哪儿来的呢？它也许是你的父母从超市或小商店买来的，但牛奶和其他食品又是怎么到超市里去的呢？这要感谢生产农作物的农民，还有夜晚运输食品的卡车司机，是他们让我们每天早晨都能吃到新鲜的食物。

奶农饲养能产奶的奶牛。他们像大多数农民一样早早就起床了。凌晨五点左右，许多人还沉浸在梦乡中时，奶农就该起床挤奶了。挤奶有点儿吵闹，因为奶牛会"哞哞"叫。挤完奶，奶牛们就可以享用早餐啦。现在，它们安静了！

牛奶会被储存在专门运送牛奶的运奶车上，送往牛奶厂。第二天，富含乳脂的牛奶经过巴氏杀菌处理后，会被装进一个个瓶子里。司机将这些瓶装牛奶放进冷藏车（它有点儿像带轮子的冰箱），运到大仓库或直接运到超市。

一大清早，甚至有时天还没亮，超市门口就有货车来来往往。它们从世界各地运来新鲜牛奶、水果、蔬菜、肉和鱼。

送货员卸下所有食品，把它们交给理货员。在早晨超市开门迎接顾客之前，他们要确保货架上已经摆满了货物，包括一瓶瓶新鲜的牛奶！

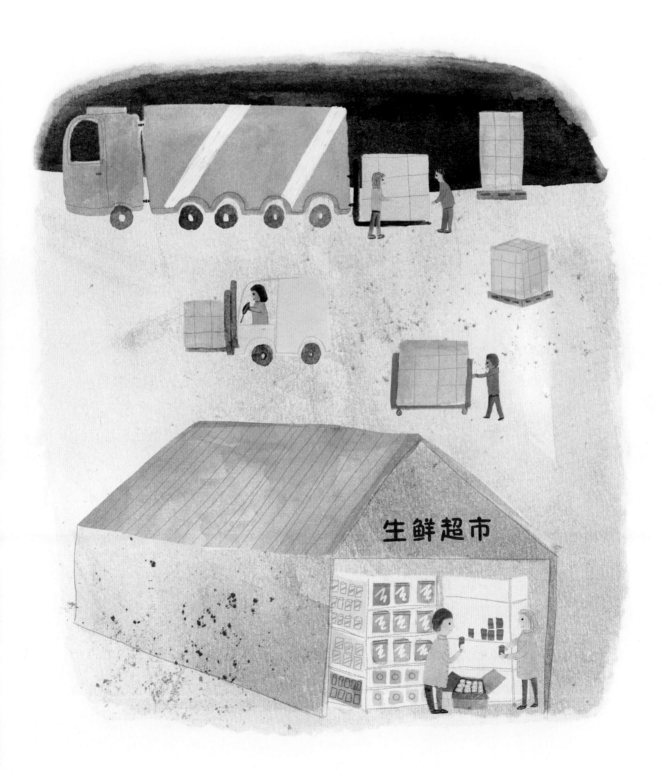

在城镇之外，还有更多人在太阳出现前就开始劳作了。渔民出海打鱼要花上好几天，日夜轮班工作。打鱼归来时通常是清晨，渔民们带着他们的收获来到港口。一网一网的鱼被卸下了船，成筐的龙虾和螃蟹也被搬了下来。鱼鳞闪着光，螃蟹挥舞着钳子，海鸟在人们头顶鸣叫、盘旋，希望能趁机抓点美味的鱼虾饱饱口福。

为了保鲜，鱼会和冰块一起被快速包装好，然后装上货车。只有将这些新鲜的鱼及时送到市场上，才能卖个好价钱。

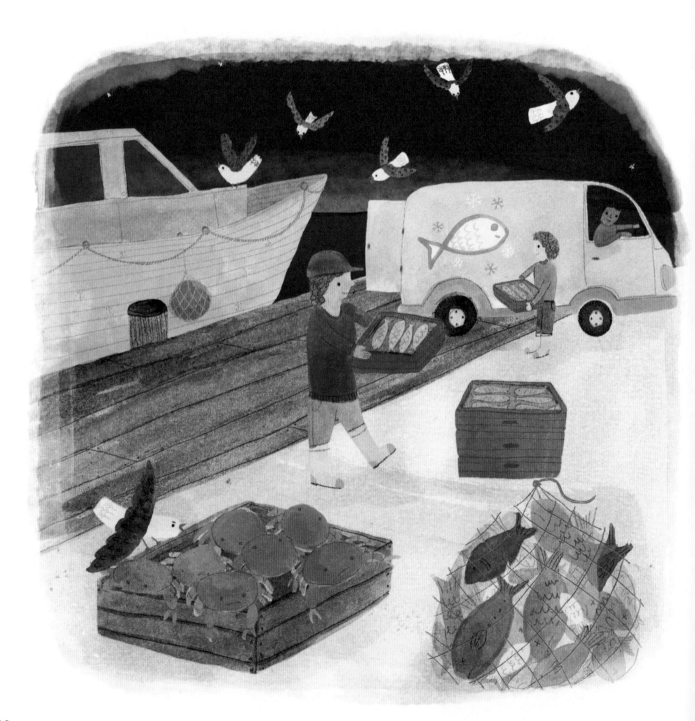

城镇里的农产品批发市场早在天亮前就开业了。鱼贩、菜贩和肉贩都会来这里采购新鲜的鱼、水果、蔬菜和肉。五星级酒店和餐馆的员工也会来采购食物。每个人都在寻找最新鲜、最美味的食材。

来自全球各地花卉种植园的鲜花也被连夜送到市场上，花商在查看花束是否新鲜，他们要寻找花色鲜艳、花瓣新鲜和香气浓郁的鲜花！

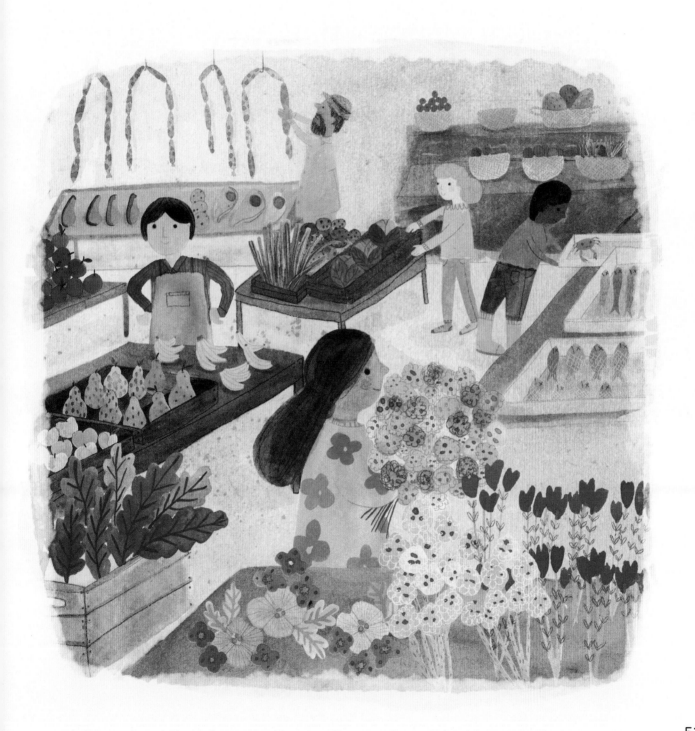

面包师在晚上也需要工作，这样才能保证第二天早晨能及时准备好温热、新鲜的面包。在大部分人都上床睡觉之后，面包师就该起床啦。他们到达面包店后，第一件事就是穿上白色制服。他们的制服和厨师们穿的厨师服很像。制作面包的原料非常简单，只需要面粉、水、盐和酵母。面包师可以用这四种原料做出长条面包和各种形状、大小的面包卷。首先，面包师将这些原料混合制成柔软的面团。

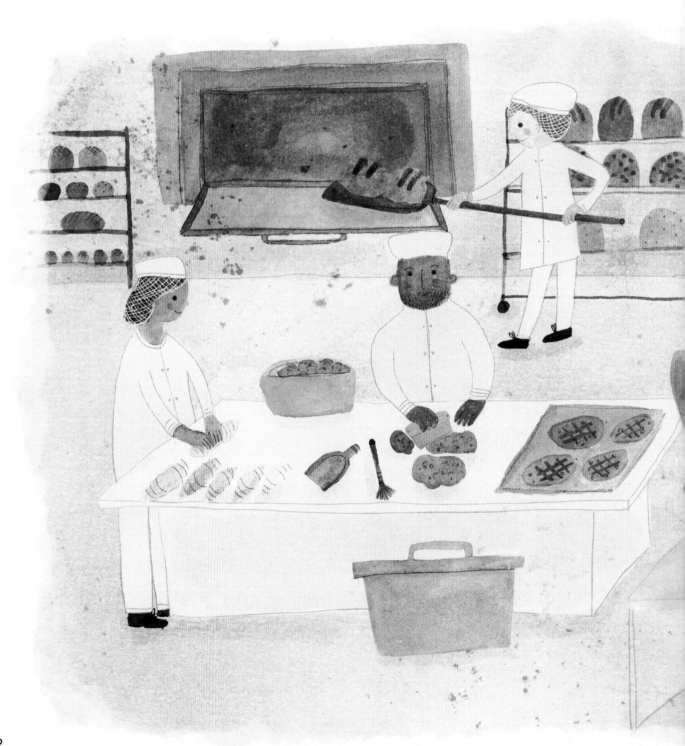

面团揉好后需要放一会儿，让它松弛，这一步很重要。在温暖的面包房里，面团渐渐膨胀。然后，面包师就可以把面团揉成各种形状，再用带有长手柄的烤盘将面包放进烤箱。

　　面包店是个热气腾腾的地方，烤箱不断加热，面团不断膨胀，水蒸气不断上升。水蒸气可以让面包皮又香又脆。等到大部分人都起床出门的时候，面包店就可以开门营业了。这些美味的面包会成为客人们的早餐，或者在其他任何时候享用都不错！

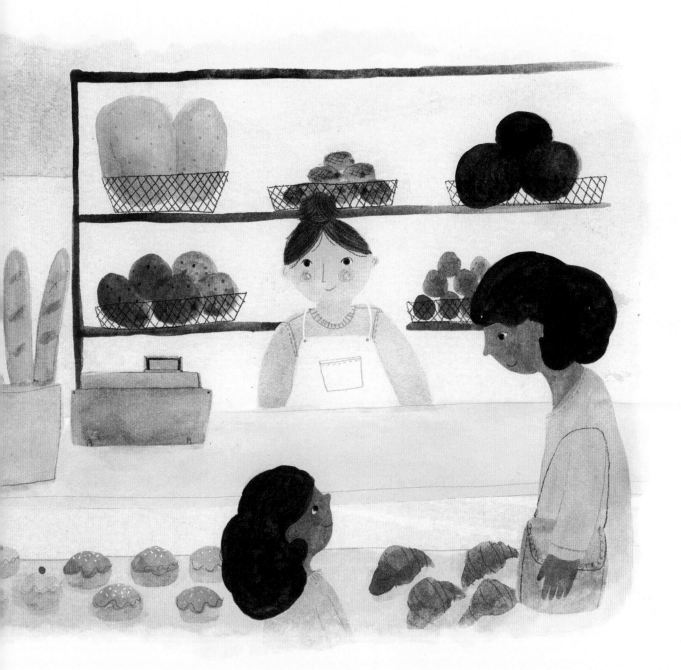

认识一下作者和绘者吧

夜空中群星闪耀，本书也是如此！我们非常感谢所有的作者和绘者，是他们用富有启发性的故事和绘图丰富了这本书。

作者

雷切尔·瓦伦丁

创作过许多儿童绘本，包括"玛默杜克"系列绘本。她与家人以及狗狗斯科特居住在英国伦敦的肯特郡，并在那里工作。本书中《法老图坦卡蒙的床》《世界各地的床》《暖和的炕》《睡在太空中》《摇晃着入睡吧》《睡在旅途中》是由她执笔完成的。

杰基·麦卡恩

经验丰富的作家、编辑，已经在童书出版业工作多年。她擅长创作非虚构类童书，并与其他优秀的插画师、设计师合作，创作新颖的儿童读物。在本书中，杰基执笔的章节包括《忙忙碌碌的一夜》《发现问题，修理好！》和《冲向集市》。

绘者

克里斯汀·古迪希

插画师，来自英国利明顿温泉镇，获得了艺术方面的学位。克里斯汀主要从事数码艺术的创作，喜欢钻研纹理、颜色和笔触。她和丈夫以及他们心爱的仓鼠生活在一大堆儿童读物中间。面对蛋糕，她从来不会说"不"。本书第8~23页的插图是由克里斯汀绘制的。

娜塔莉·斯米利

插画师，居住在英国德文郡。她经常在遛狗的途中获得创作灵感，她身边的植物和乡村里的动物也给了她不少灵感。娜塔莉喜欢为名著设计封面。在绘画方式方面，娜塔莉用电脑画画，但她喜欢用传统的画笔为作品营造质感和深度。娜塔莉为本书绘制了第24~39页的插画。

凯蒂·威尔逊

她居住在美丽的新西兰南岛，在铁路旁一间古老的小房子里工作和生活。她的作品既面向成人，也面向儿童，作品风格甜美欢快，且有手工质感。凯蒂为本书第40~55页绘制了插画。

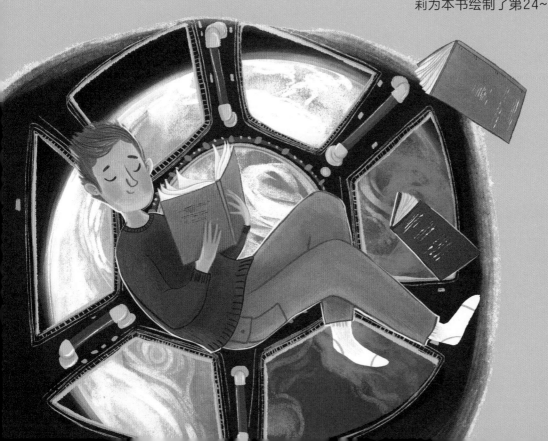

术语表

冰屋：通常由雪或冰块建成的圆顶建筑。

镀金：在器物的表面镀上一层薄薄的金子。

儿科医生：专门为儿童治病的医生。

急救人员：受过专门训练的医护人员，可以在病人被送往医院之前或送往医院期间帮助病人处理紧急情况。

理货员：负责整理商品，对商品进行陈列、补充等工作的人。

露营床：可折叠的轻便床。

模块：可以组合和更换的标准硬件部件。

石棺：石头做的棺材。

下水道：输送废水和废弃物的地下通道。

纤道：供纤夫拉船前进时走的路。

宇航员：驾驶航天器在航天中从事科学研究的人员。

宇宙：地球和太空中的一切事物共同形成的整体。

重力：将地球表面的物体拉向地心的力。

助产士：帮助女性分娩的护士。

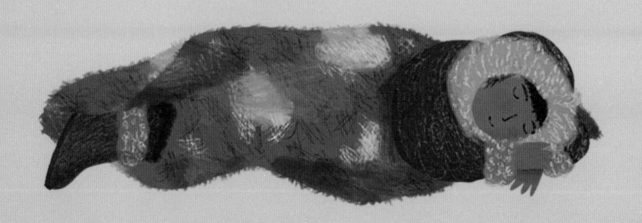

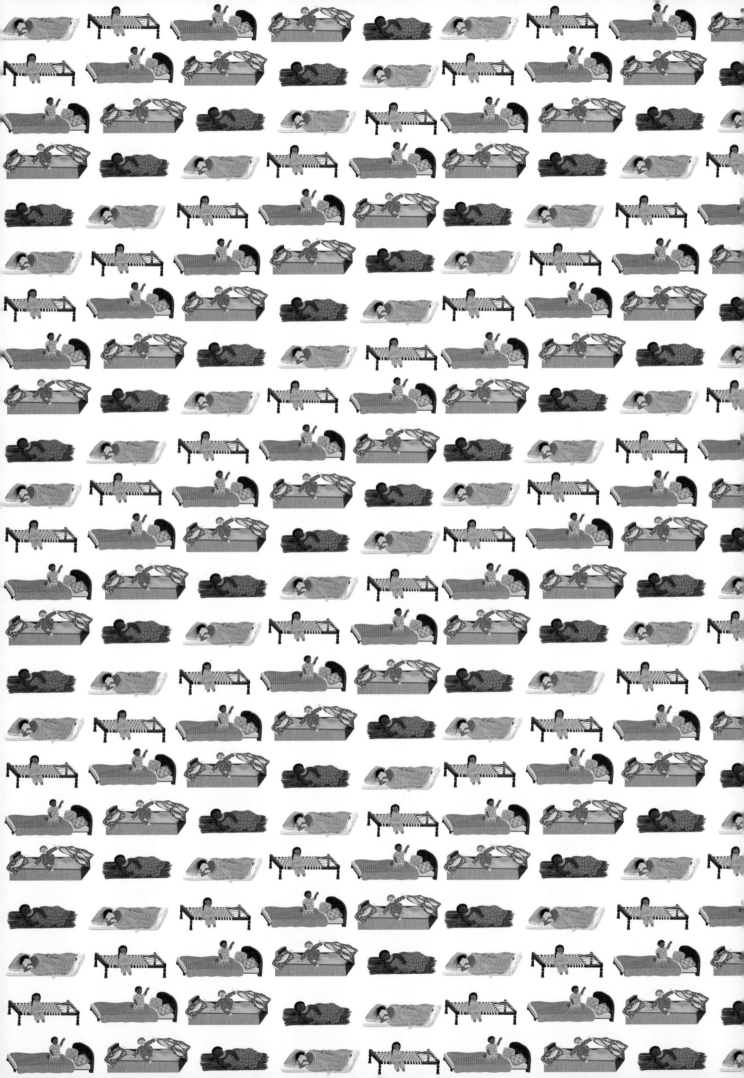

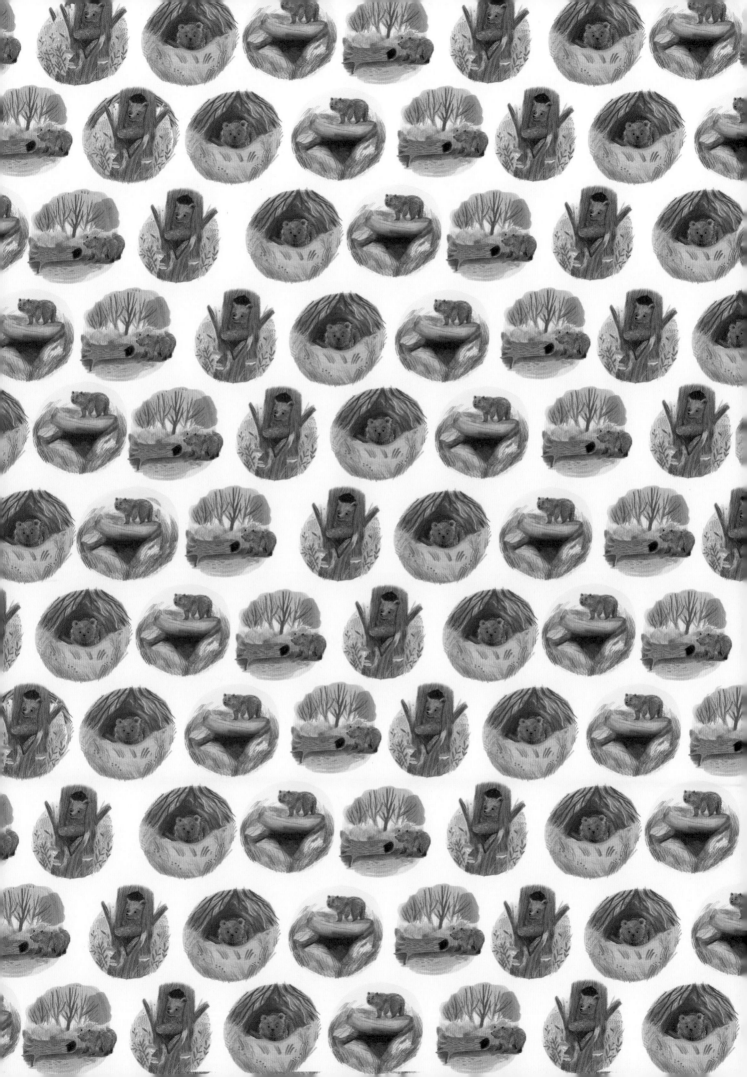

图书在版编目（CIP）数据

睡前小百科 . 动物们怎么睡觉？ / 英国大英百科全
书公司著；（英）安妮莉·布蕾等绘；徐海幈译 . -- 福
州：海峡书局，2021.9（2021.9 重印）
　（大英儿童百科）
　书名原文：Britannica 5-Minute Really True
Stories for Bedtime
　ISBN 978-7-5567-0848-2

　Ⅰ . ①睡… Ⅱ . ①英… ②安… ③徐… Ⅲ . ①睡眠—
儿童读物②动物—儿童读物 Ⅳ . ① R338.63-49
② Q95-49

　中国版本图书馆 CIP 数据核字 (2021) 第 166315 号

著作权合同登记号：图字 13-2021-060 号

出 版 人：林　彬
责任编辑：廖飞琴　魏　芳
特约编辑：黄　刚
美术编辑：陈　玲
装帧设计：史木春

动物们怎么睡觉？
DONGWU MEN ZENME SHUIJIAO

作　　者：英国大英百科全书公司
绘　　者：[英] 安妮莉·布蕾 等
译　　者：徐海幈 译
出版发行：海峡书局
地　　址：福州市白马中路15号海峡出版发行集团2楼
邮　　编：350001
印　　刷：天津联城印刷有限公司
开　　本：889mm×1194mm 1/16
印　　张：3.5
字　　数：40 千字
版　　次：2021 年 9 月第 1 版
印　　次：2021 年 9 月第 2 次
书　　号：ISBN　978-7-5567-0848-2
定　　价：180.00 元（全 4 册）

未小读
UnRead Kids
和世界一起长大

未读CLUB
会员服务平台

大英儿童百科

·睡前小百科·

动物们怎么睡觉？

每天 5 分钟，关于动物睡觉的小趣闻

英国大英百科全书公司　著

［英］安妮莉·布蕾　等 绘

徐海嵋　译　　何长欢　审订

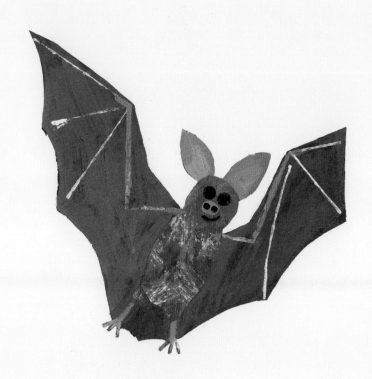

海峡出版发行集团 | 海峡书局
THE STRAITS PUBLISHING & DISTRIBUTING GROUP

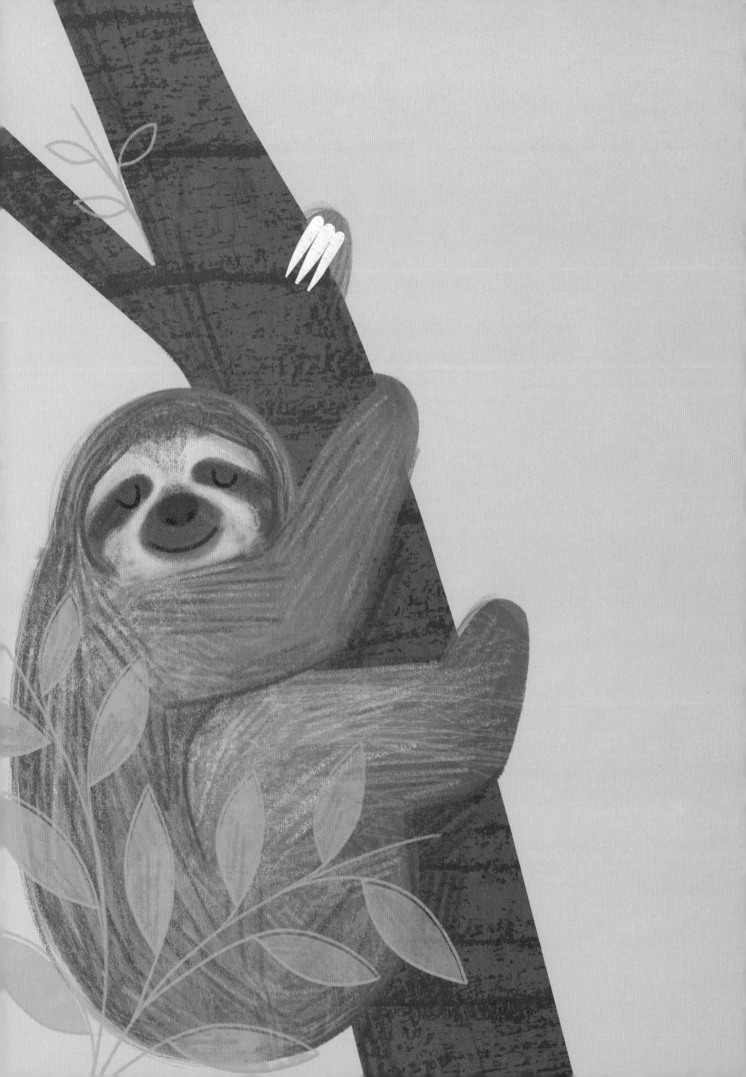

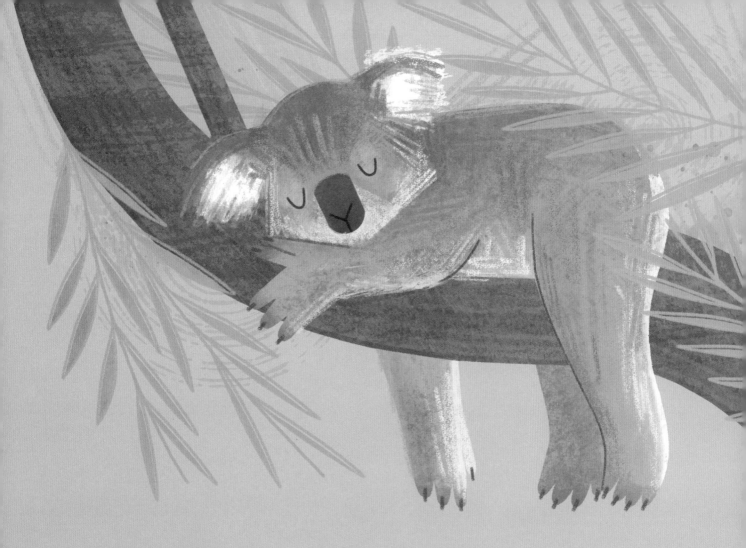

目 录

动物们怎么睡觉？

很多人会定时定点睡觉，但是野生动物很难做到这一点。在漫长的岁月里，动物们进化出了一些很有趣的睡觉方式，以保持温暖、躲避天敌。

其实，鸟儿并不在自己的巢中睡觉，因为鸟巢是用来保存鸟蛋、保护雏鸟的地方，有些鸟甚至不筑巢。那么，它们在哪儿睡觉呢？有可能在高高的树枝上，或者是地面上，也有可能在浓密的灌木丛中。总之，都是一些安全又暖和的地方。无论鸟儿选择在哪儿睡觉，它们睡觉的地方都被称作栖息处。

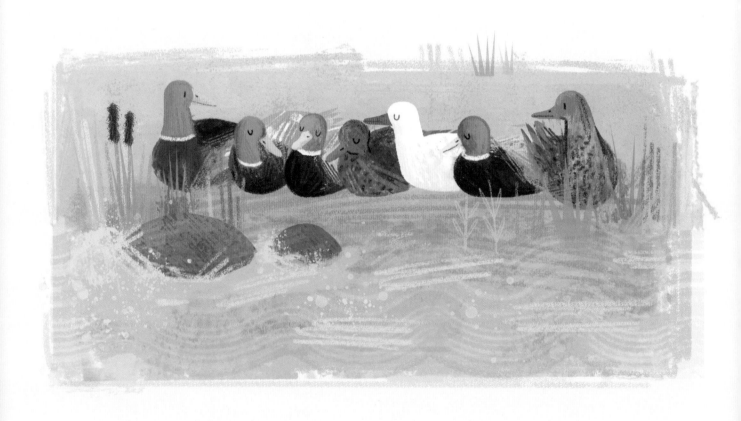

为了安全，鸭子会排成长队，聚在水边睡觉。队伍两端的鸭子处于半睡半醒的状态，它们睁一只眼、闭一只眼，随时注意是否有危险。排在队伍中间的鸭子可以闭上双眼，因为它们知道有伙伴在放哨。一旦危险靠近，所有鸭子都会立刻跳进水里！

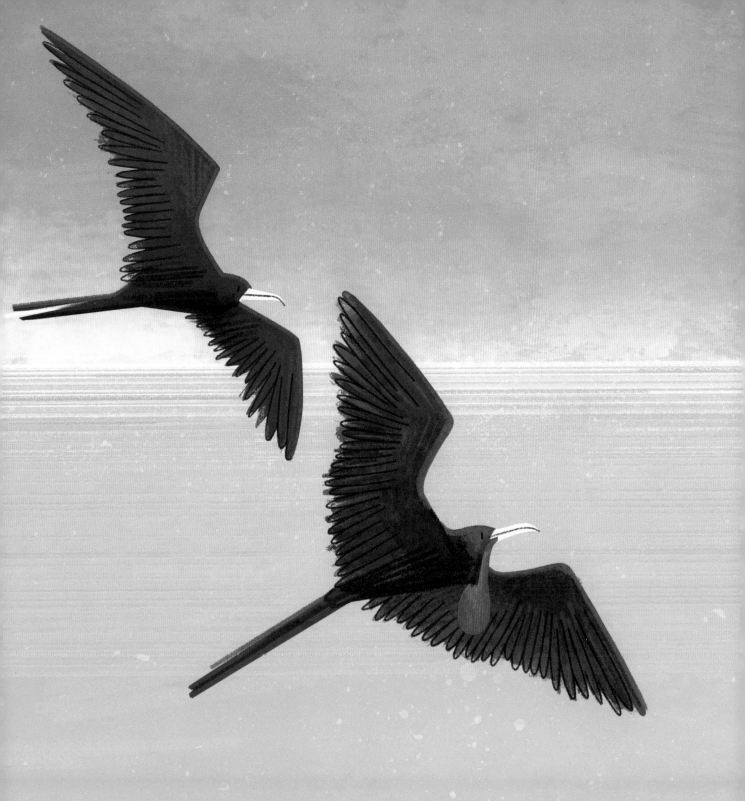

　　军舰鸟在加拉帕戈斯群岛上筑巢，它们可以连续飞行十几天，途中不需要停下休息。军舰鸟在飞行时始终睁着一只眼睛，半睡半醒。通过固定在军舰鸟头上的特殊设备，科学家发现，这种特别的鸟儿在飞行中偶尔也会闭上双眼睡上几秒钟，却不会从天上坠落！

蜘蛛每天都会打几次小盹。不同种类的蜘蛛喜欢的睡觉地点不同。有些蜘蛛喜欢睡在安全的蜘蛛网里，有些蜘蛛喜欢找一个安静又黑暗的地方，还有一些蜘蛛则会蜷缩在地下洞穴里，例如捕鸟蛛。但是，无论它们选择在哪里打盹，我们都很难判断它们究竟睡着了没有。因为它们没有眼睑，不会闭上眼睛。

所以，想知道一只蜘蛛是不是在睡觉，最好的方法就是观察它毛茸茸的身体。有些蜘蛛在打盹的时候会把身体贴在地上，把几条腿缩在身体下面。有些蜘蛛会一动不动地悬挂在蜘蛛网上，等待猎物落进网中。一旦猎物出现，它们就会立刻活跃起来；吃完猎物后又开始休息，直到下一顿美餐来到嘴边。

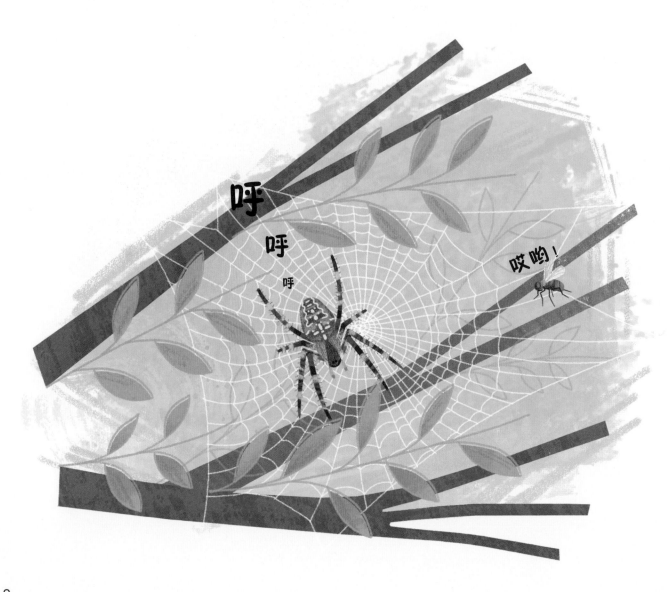

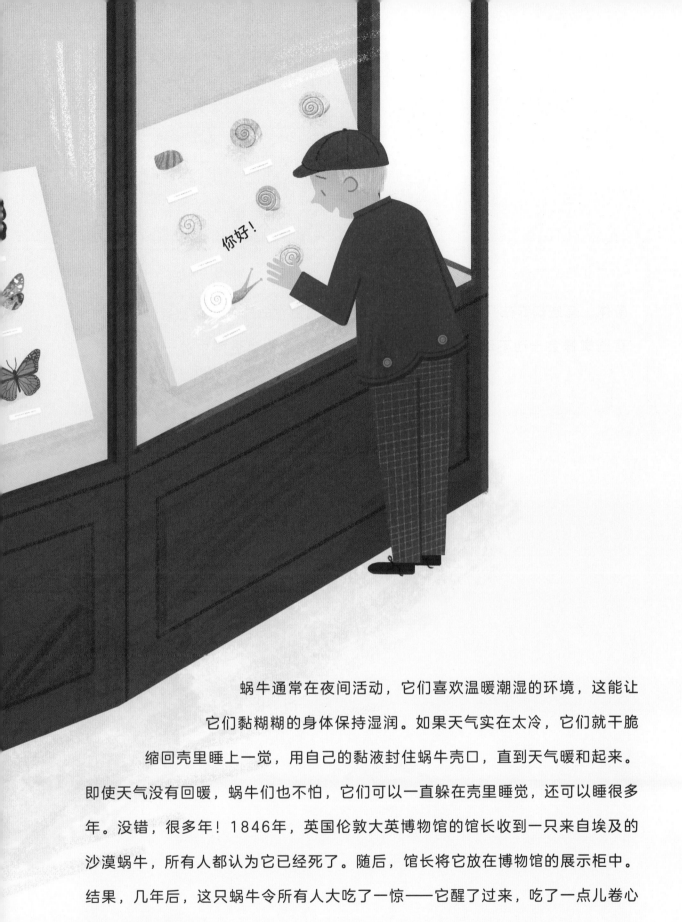

你好！

蜗牛通常在夜间活动，它们喜欢温暖潮湿的环境，这能让它们黏糊糊的身体保持湿润。如果天气实在太冷，它们就干脆缩回壳里睡上一觉，用自己的黏液封住蜗牛壳口，直到天气暖和起来。即使天气没有回暖，蜗牛们也不怕，它们可以一直躲在壳里睡觉，还可以睡很多年。没错，很多年！1846年，英国伦敦大英博物馆的馆长收到一只来自埃及的沙漠蜗牛，所有人都认为它已经死了。随后，馆长将它放在博物馆的展示柜中。结果，几年后，这只蜗牛令所有人大吃了一惊——它醒了过来，吃了一点儿卷心菜，又活了两年。

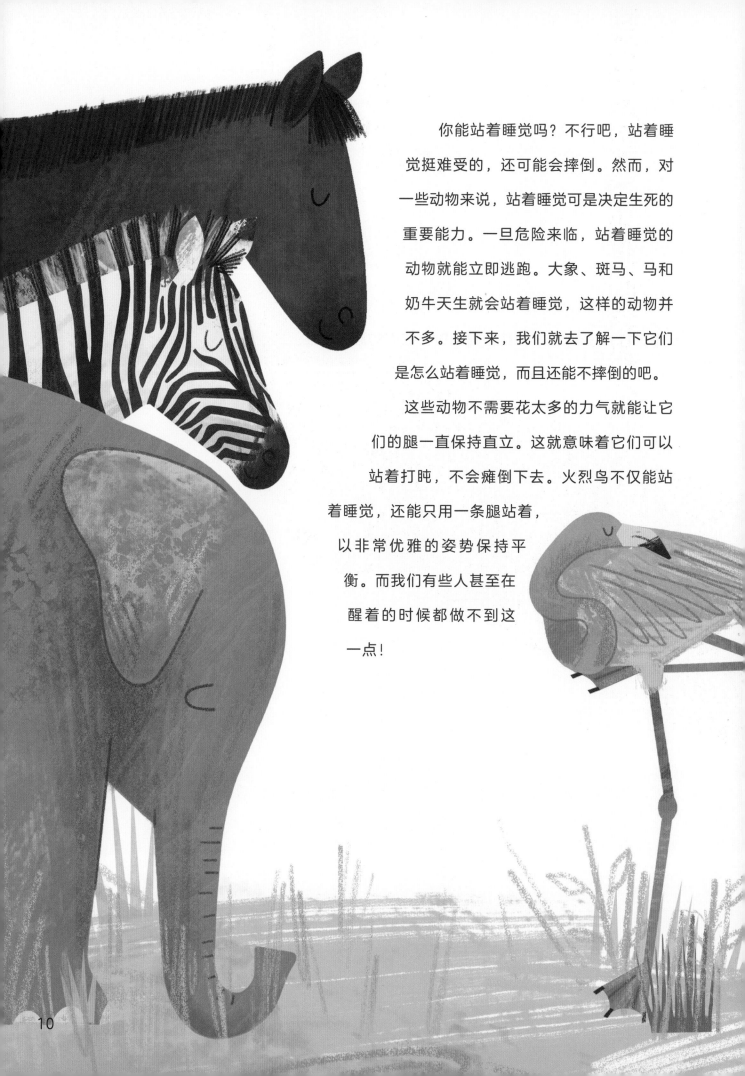

你能站着睡觉吗？不行吧，站着睡觉挺难受的，还可能会摔倒。然而，对一些动物来说，站着睡觉可是决定生死的重要能力。一旦危险来临，站着睡觉的动物就能立即逃跑。大象、斑马、马和奶牛天生就会站着睡觉，这样的动物并不多。接下来，我们就去了解一下它们是怎么站着睡觉，而且还能不摔倒的吧。

这些动物不需要花太多的力气就能让它们的腿一直保持直立。这就意味着它们可以站着打盹，不会瘫倒下去。火烈鸟不仅能站着睡觉，还能只用一条腿站着，以非常优雅的姿势保持平衡。而我们有些人甚至在醒着的时候都做不到这一点！

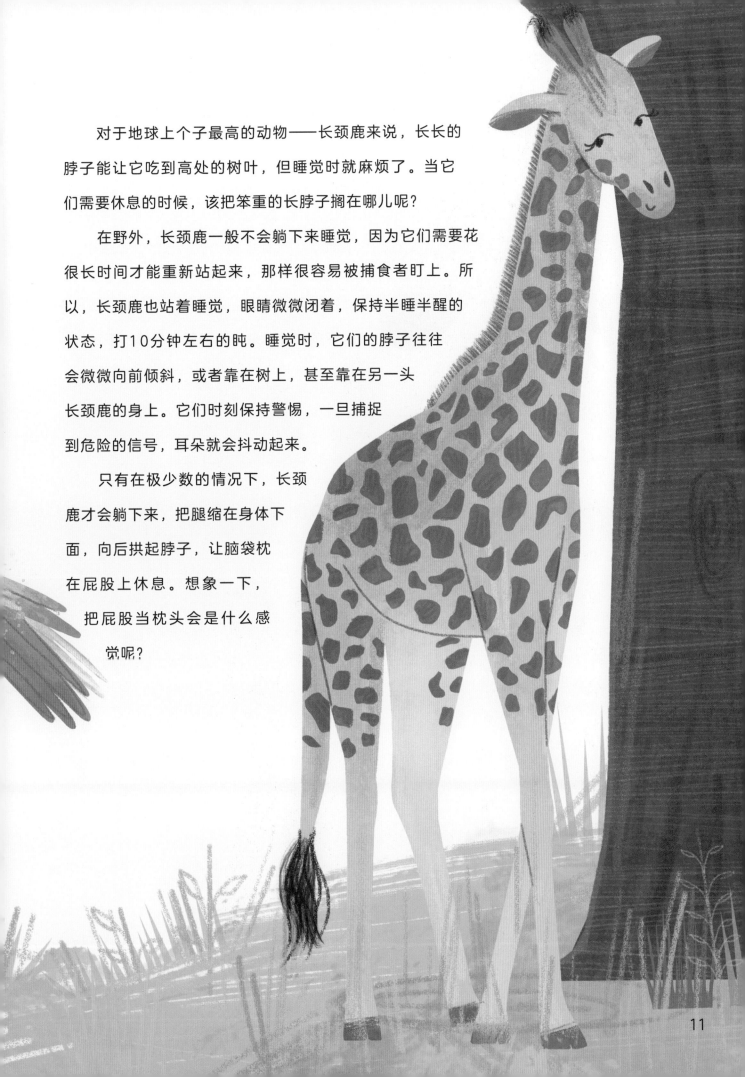

对于地球上个子最高的动物——长颈鹿来说，长长的脖子能让它吃到高处的树叶，但睡觉时就麻烦了。当它们需要休息的时候，该把笨重的长脖子搁在哪儿呢？

在野外，长颈鹿一般不会躺下来睡觉，因为它们需要花很长时间才能重新站起来，那样很容易被捕食者盯上。所以，长颈鹿也站着睡觉，眼睛微微闭着，保持半睡半醒的状态，打10分钟左右的盹。睡觉时，它们的脖子往往会微微向前倾斜，或者靠在树上，甚至靠在另一头长颈鹿的身上。它们时刻保持警惕，一旦捕捉到危险的信号，耳朵就会抖动起来。

只有在极少数的情况下，长颈鹿才会躺下来，把腿缩在身体下面，向后拱起脖子，让脑袋枕在屁股上休息。想象一下，把屁股当枕头会是什么感觉呢？

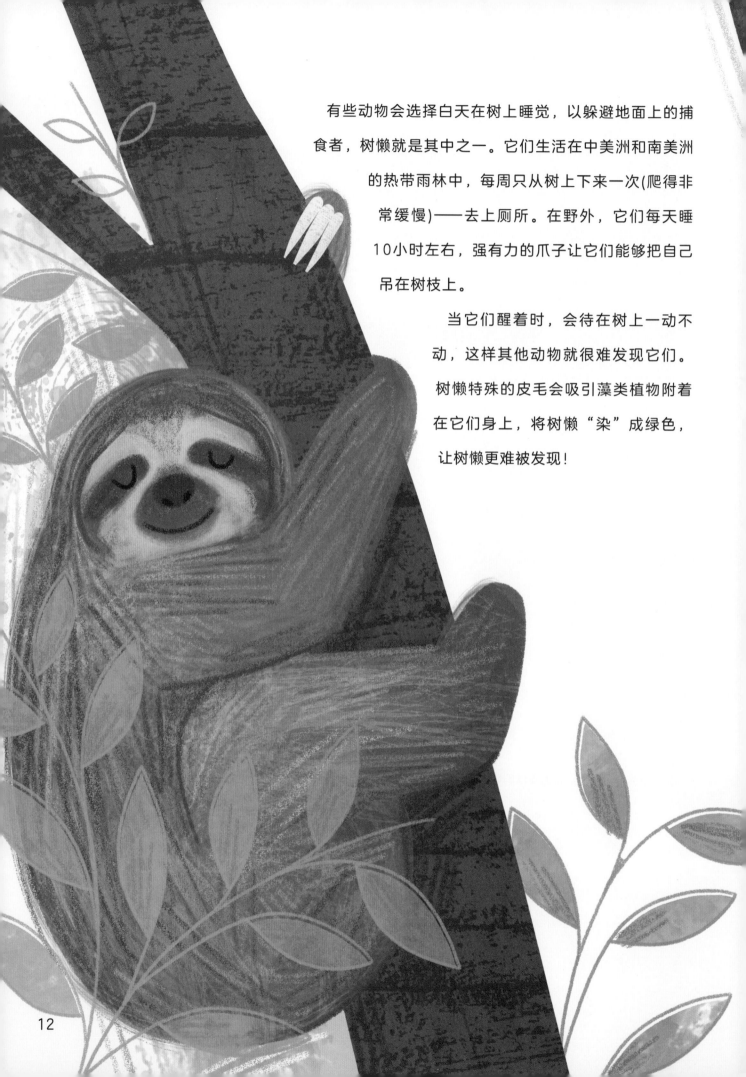

有些动物会选择白天在树上睡觉，以躲避地面上的捕食者，树懒就是其中之一。它们生活在中美洲和南美洲的热带雨林中，每周只从树上下来一次(爬得非常缓慢)——去上厕所。在野外，它们每天睡10小时左右，强有力的爪子让它们能够把自己吊在树枝上。

当它们醒着时，会待在树上一动不动，这样其他动物就很难发现它们。树懒特殊的皮毛会吸引藻类植物附着在它们身上，将树懒"染"成绿色，让树懒更难被发现！

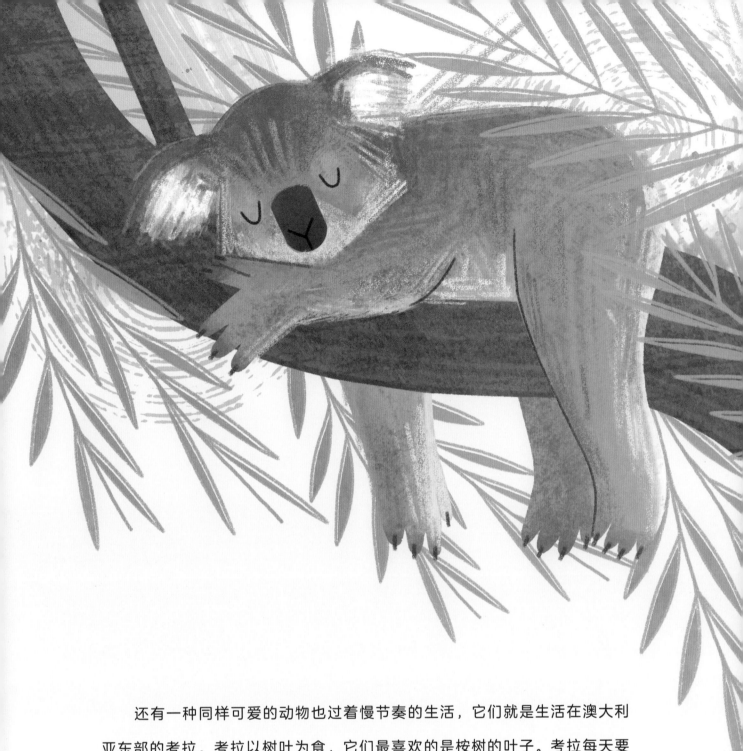

　　还有一种同样可爱的动物也过着慢节奏的生活，它们就是生活在澳大利亚东部的考拉。考拉以树叶为食，它们最喜欢的是桉树的叶子。考拉每天要吃掉超过1千克的桉树叶。如果我们吃掉这么多的桉树叶就会中毒，但考拉的消化系统很特殊，能够将桉树叶中的有毒物质全都消化掉。不过，这要消耗掉大量的体力，因此，考拉每天要睡18小时左右。

　　现在你知道为什么许多动物睡觉的方式这么奇特了吧。如果你必须永远睁着一只眼睛，随时提防着危险，或者等待食物的出现，我想你也会选择这样睡觉。

水里的动物怎么睡觉？

　　每个人都需要闭上眼睛睡上一会儿，可是，如果你需要在睡觉的时候保护自己不遭受攻击，甚至是不被吃掉，那你该怎么做呢？大多数生活在水下的动物都无法闭上眼睛，也没有床可以躺下，但它们仍然需要睡觉。它们是这样做的：

　　大白鲨始终在不停地游动。和大部分鲨鱼一样，它们必须一直向前游动，保证身体内外始终有水流动着。一旦停止游动，它们就会死亡。那么，它们怎么睡觉呢？这个问题曾经困扰科学家很长时间。不过，近年来，科学家终于首次成功拍摄到一只睡着的大白鲨。

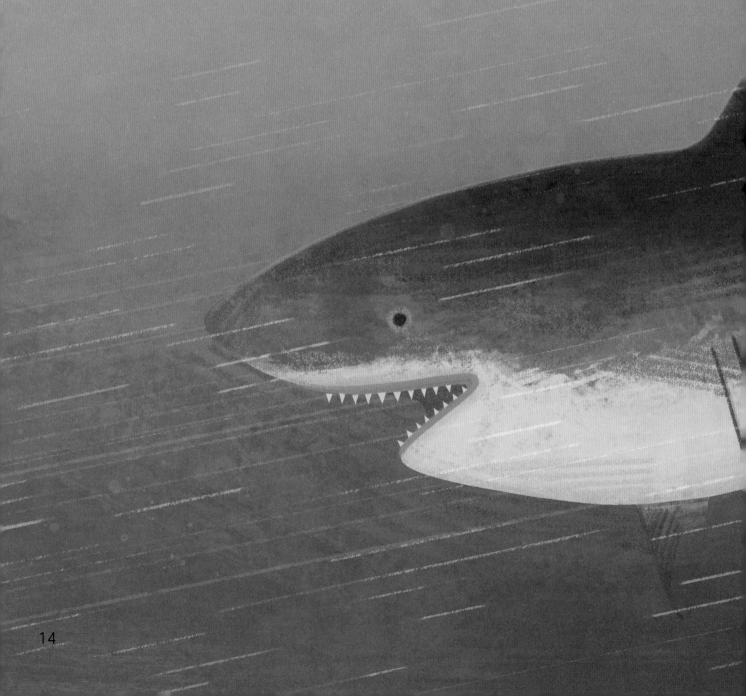

科学家用一种特殊的摄像机器人，对一条名叫"艾玛"的大白鲨进行跟踪拍摄。艾玛常常在墨西哥瓜达卢佩岛一带游来游去。夜幕降临后，艾玛靠近海岸，岸边的海水比较浅，流动得更快，冲力也更强劲。艾玛张开巨大的嘴巴，它的嘴里长满了巨大的牙齿。它开始逆流游动——这有点像是迎着强风往前走，只不过它身处的地方是海洋。这样，它在向前游动的时候不必花太大的力气，就可以让海水流过自己的身体。科学家看得出这时的艾玛处于恍惚状态，就好像沉入了梦乡一样。这应该就是大白鲨睡觉时的样子！太不可思议了！

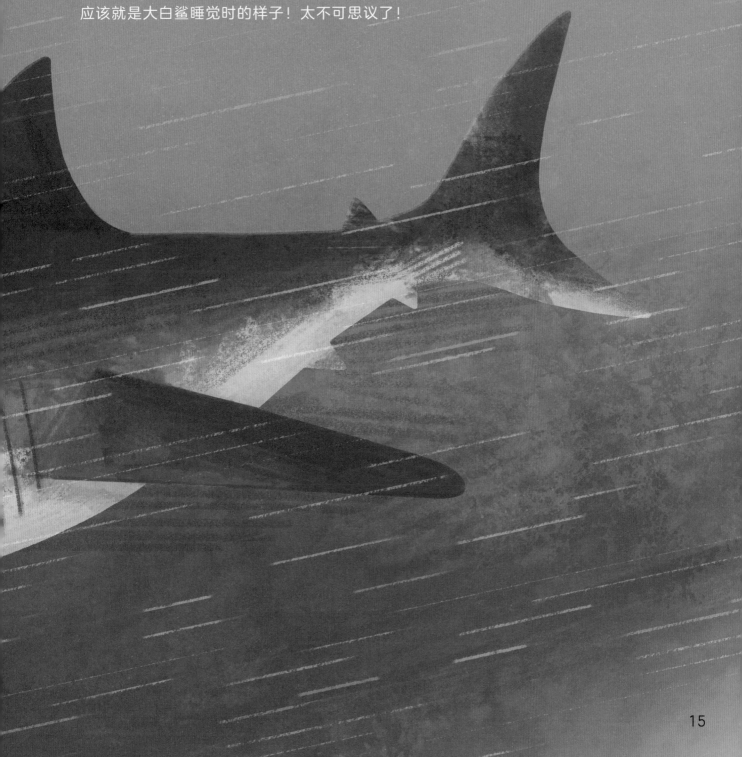

下面这种奇特的鹦嘴鱼（又名"隆头鱼"）有着极不寻常的睡眠方式。白天，它们总是用许多小牙齿紧紧排列在一起的"喙"啄珊瑚。晚上，它们要睡觉时会把自己塞进细小的石缝里，然后吐出黏液包裹住整个身体。科学家认为，这种黏滑的"睡袋"能够掩盖鹦嘴鱼的气味，让小寄生虫和捕食者无法发现它们。毕竟，小寄生虫和那些捕食者的嗅觉可是非常灵敏的。

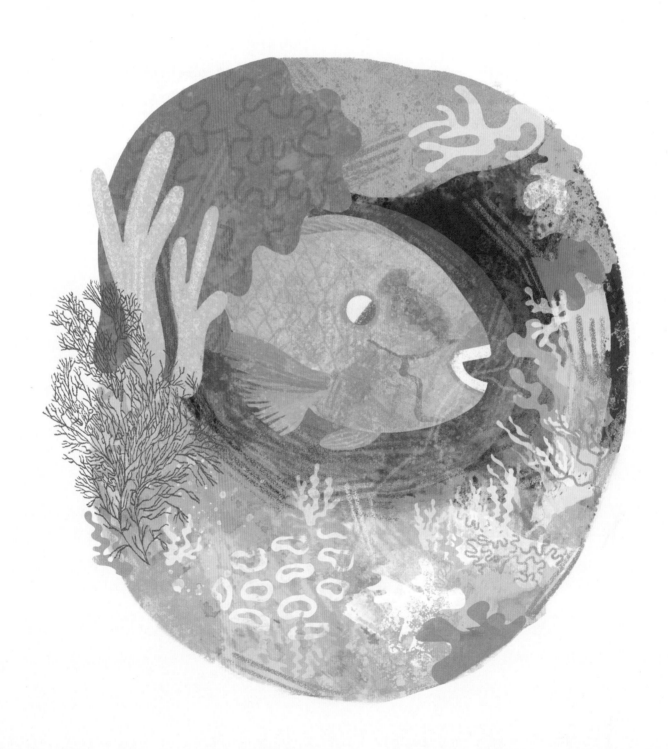

海象身上有厚厚的脂肪，它们可以轻松地漂浮在水上睡觉。这种体形庞大的哺乳动物有时也会在水下打打盹，但是它们只能屏住呼吸大约5分钟，然后就得浮出水面呼吸新鲜空气。如果需要睡更长的时间，它们会用到喉咙里一种特殊的气囊。气囊就像一个充满了空气的气球，借助它，海象的头能一直浮在水面上，这样就能舒服地睡上一觉。

　　海象还能靠着浮冰睡觉。它们将长长的牙齿挂在冰面上，只将鼻子露出水面。海象还能在陆地上睡觉。在陆地上睡觉时，它们总是懒洋洋地挤作一堆。有时海象可以一连睡上19个小时，然后再回到海里，寻找松脆而有嚼劲的软体动物饱餐一顿。

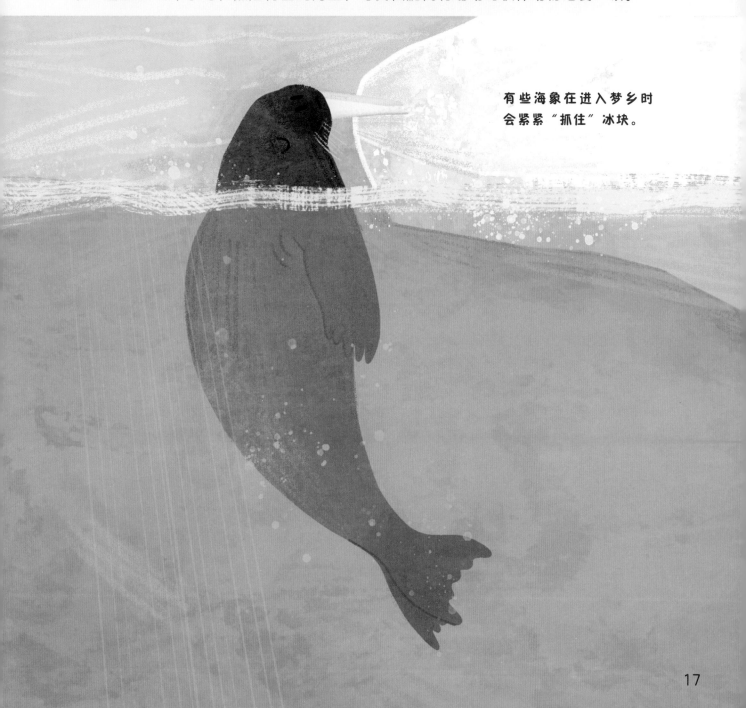

有些海象在进入梦乡时会紧紧〝抓住〞冰块。

你知道海豚和鲸也有可能会溺水吗？这可真奇怪，毕竟它们一生都在海洋里度过。这些海洋哺乳动物跟我们一样，需要用肺来呼吸。但是，它们不是通过嘴巴或者鼻子来吸入空气的，而是通过长在它们头顶上的特殊鼻孔——"呼吸孔"来呼吸的。当它们浮出水面时，就会打开呼吸孔，排出体内的空气，再吸入新鲜的空气。然后，紧紧闭上呼吸孔。这样，水就不会进入它们的肺里，导致它们溺亡了。

　　但是，和人类不一样的是，在呼吸之前，海豚和鲸必须保持警觉、认真思考，否则，一不小心就有可能把海水当成空气吸进去。

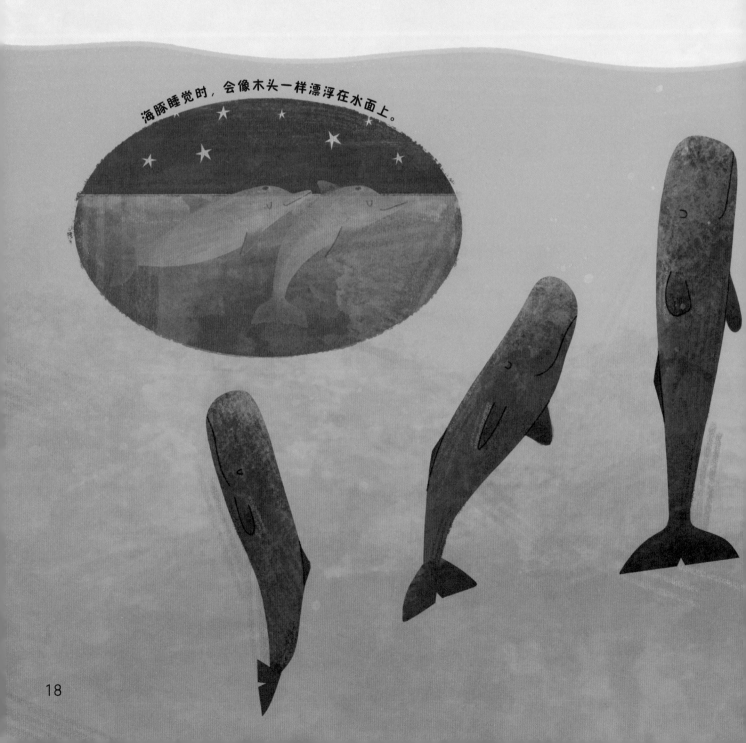

海豚睡觉时，会像木头一样漂浮在水面上。

那么，它们怎么睡觉呢？它们睡觉时会让一半大脑休息，而另一半则保持清醒，这样既可以自如地呼吸，又能保持警惕。这些聪明的生物只闭上一只眼睛睡觉，一次会睡上8个小时，每两个小时会再换一只眼睛闭上。

有时候，海豚就漂浮在水面上睡觉，身体随着水波轻轻晃动，而它们可以轻松地通过呼吸孔来吸入空气。这种姿势被称为"原木式睡姿"，因为它们看起来就像一根漂浮的原木。

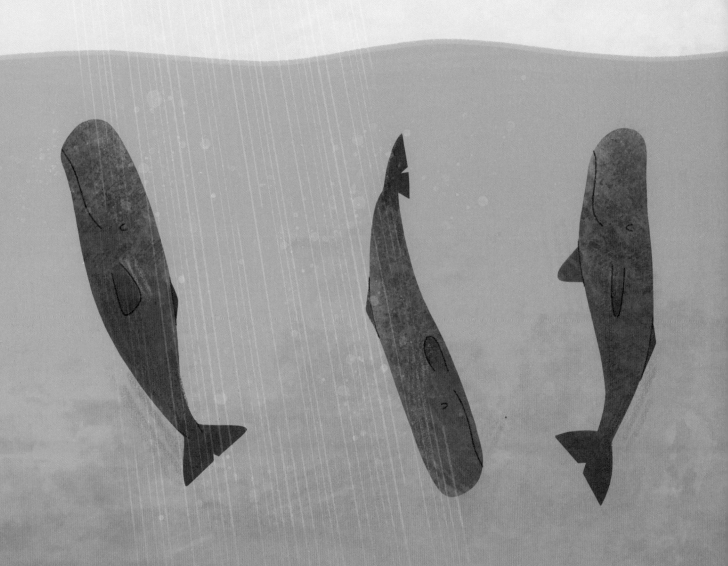

2008年，科学家惊奇地发现一群抹香鲸直立着睡觉。它们大部分头朝上，也有一些头朝下！这些有如公交车大小的抹香鲸每次小睡10~15分钟，其间既不动弹，也不呼吸。

海獭可以在水中做很多事情：吃东西、觅食、交配、生孩子，还有——睡觉！它们经常成群结队地仰卧在水面上漂着。它们会抓着同伴的爪子，防止分开。它们还会用海藻将自己和幼崽缠住，以免被旋转的洋流冲走。

这种毛茸茸的生物在寒冷的海水中用不着毯子，因为它们拥有哺乳动物中最浓密的皮毛。和大多数海洋哺乳动物不同，海獭身上没有厚厚的脂肪来保暖，所以需要厚实浓密的皮毛。它们的皮毛还具有防水功能，能让它们在水里睡个暖和又舒服的觉。

海獭的爪子不像身体其他部位那么毛茸茸的，所以它们在睡觉的时候不会将爪子放在冰冷的海水中。

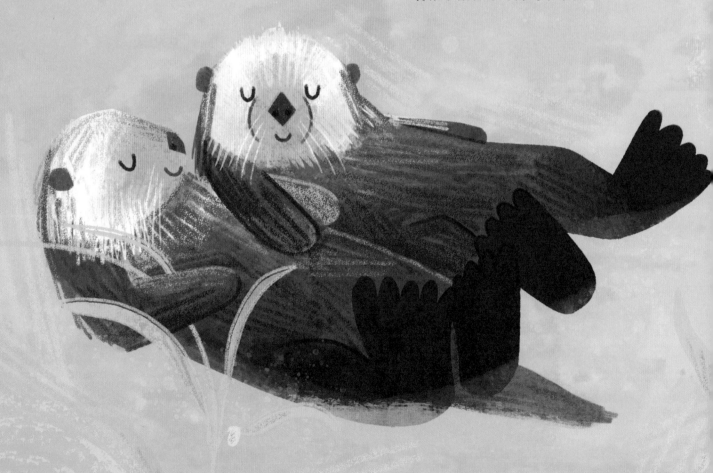

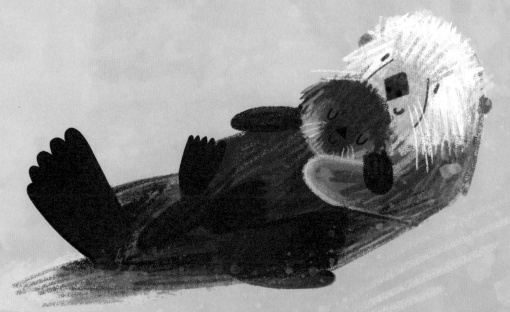

海獭的皮毛分为两层——下层的绒毛浓密厚实；表层的皮毛较长，可以锁住空气，这样就能阻止冰冷的海水接触到它们的皮肤。

海獭的粪便特别臭。

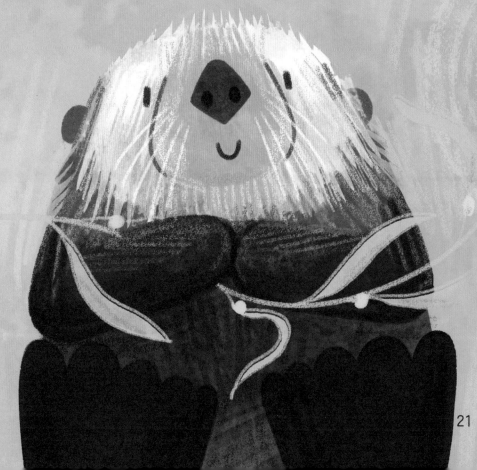

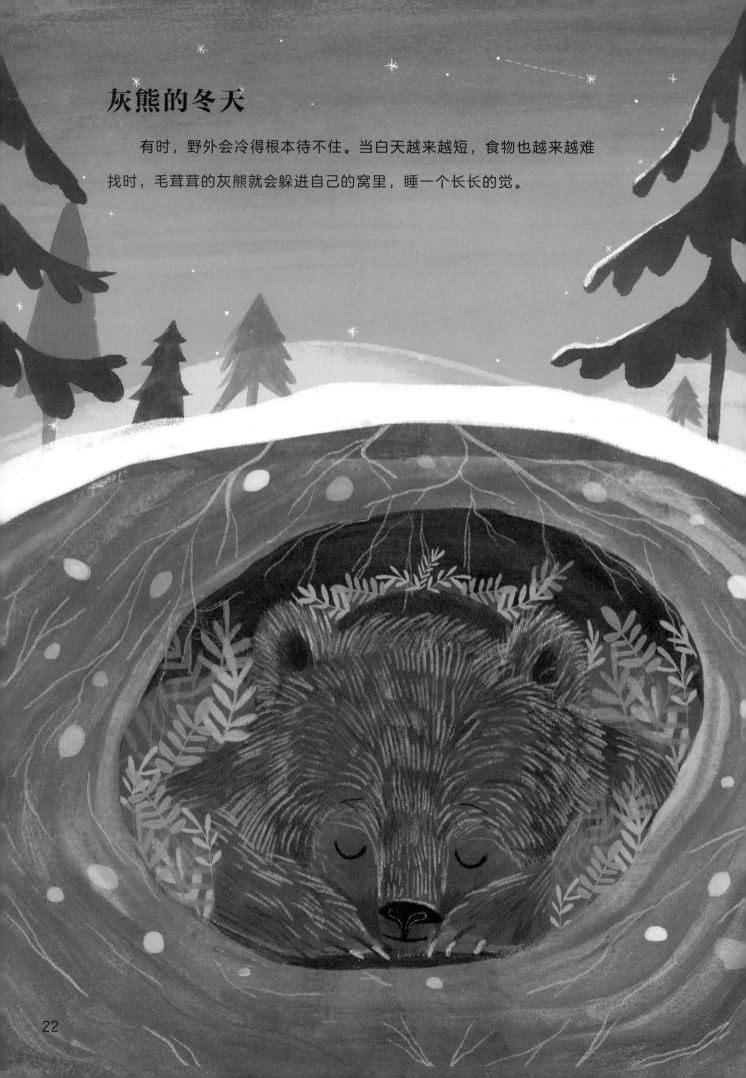

灰熊的冬天

有时，野外会冷得根本待不住。当白天越来越短，食物也越来越难找时，毛茸茸的灰熊就会躲进自己的窝里，睡一个长长的觉。

大部分灰熊都住在美国阿拉斯加州和加拿大西部，也就是北美洲的最北边，那里的冬天漫长又寒冷。在这些地方，除了灰熊，你还可以找到北极熊、美洲黑熊、阿拉斯加棕熊和科迪亚克熊。你能在地图上找到它们吗？

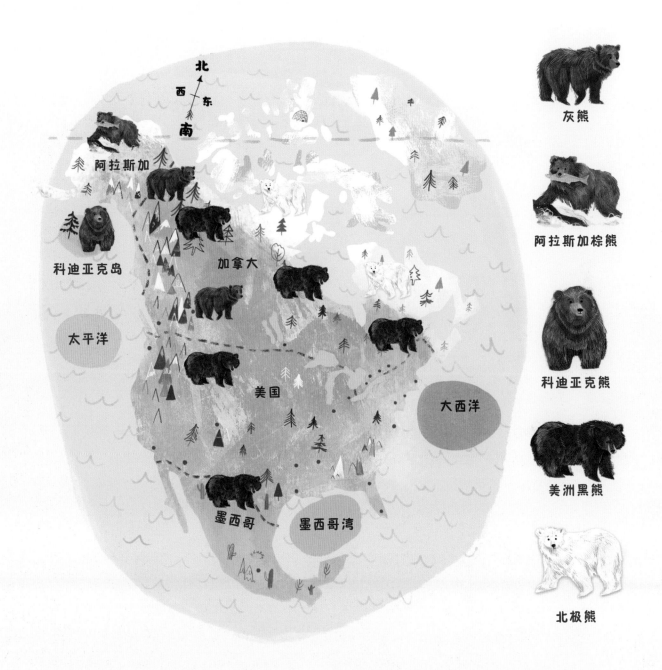

灰熊实际上是棕熊的一种，这很奇怪，不是吗？但是，如果仔细观察，你就会发现灰熊毛发的尖端是灰色的。到了冬天，这层毛茸茸的"外套"会变得更长，也更加蓬松，足以让它们的身体在寒冬里保持温暖干爽。

灰熊的嗅觉非常灵敏，能闻到1千米外的食物散发的气味。灰熊什么都爱吃，无论是浆果、植物的根和松子，还是鹿、老鼠和蠕虫，它们找到什么就吃什么。而且，入秋后，它们的胃口会比平时好上一倍，怎么吃都吃不饱。这种极端的进食状态被称为"食欲极旺"。

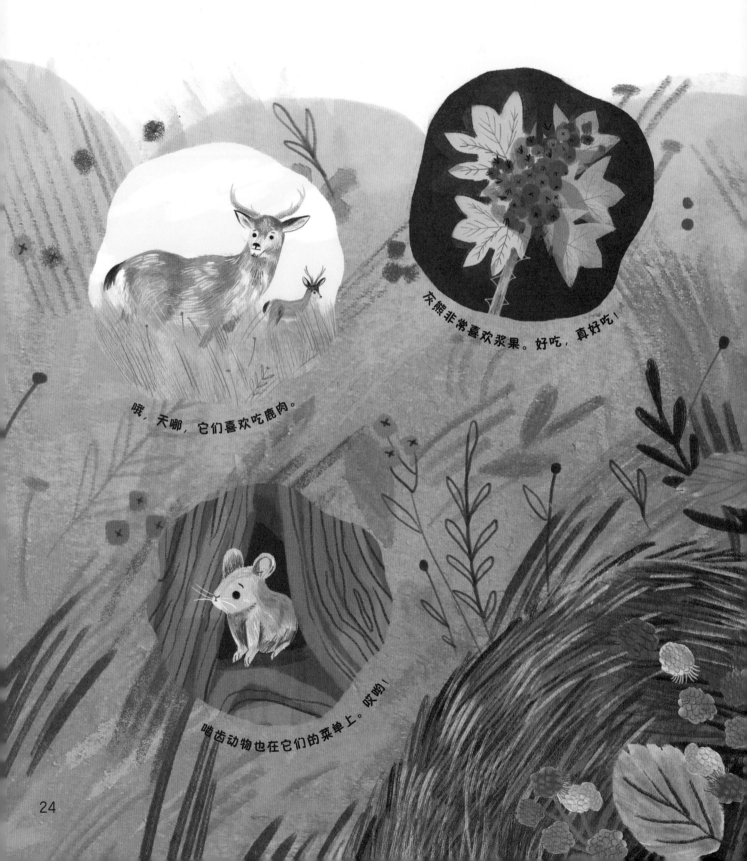

哦，天哪，它们喜欢吃鹿肉。

灰熊非常喜欢浆果。好吃，真好吃！

啮齿动物也在它们的菜单上。哎哟！

在这个时期，灰熊总是感觉吃不饱，它们每天能吃掉超过40千克的食物——相当于两个5岁左右孩子的重量（当然，还取决于孩子的胖瘦）。这会让它们的体重增加一倍。灰熊必须这样做，才能储存足够多的脂肪，然后在不吃不喝的情况下坚持几个月，在睡梦中度过寒冬。

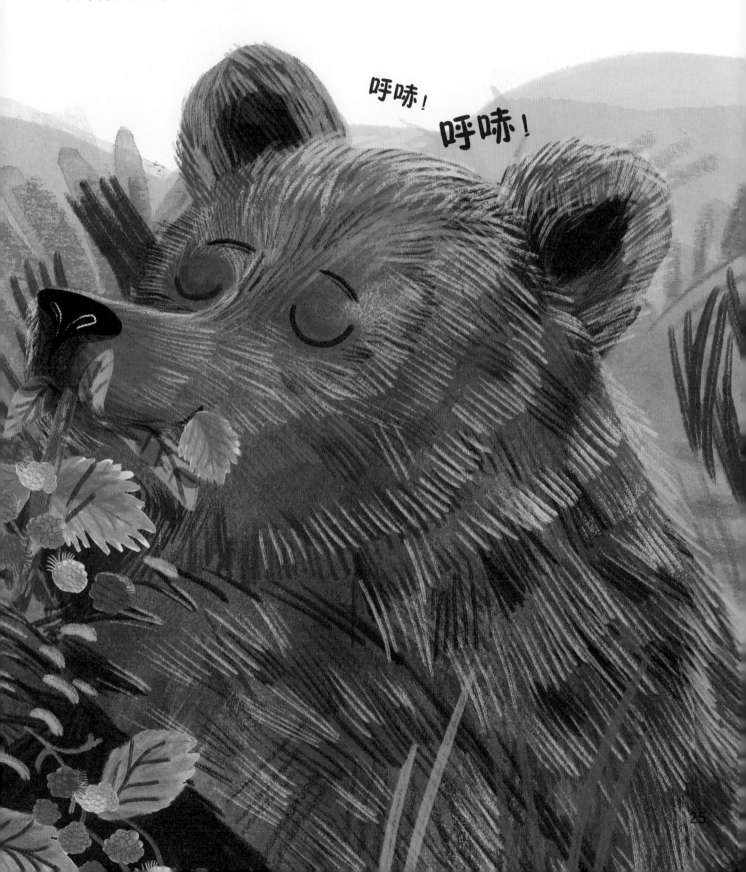

呼哧！

呼哧！

只要能在附近找到食物，灰熊就会待在野外。但是，一旦天气转冷，它们的食物就会被积雪深埋。这时，灰熊只好躲进温暖安全的洞穴。一些有先见之明的灰熊，早在夏天就开始寻找洞穴了。

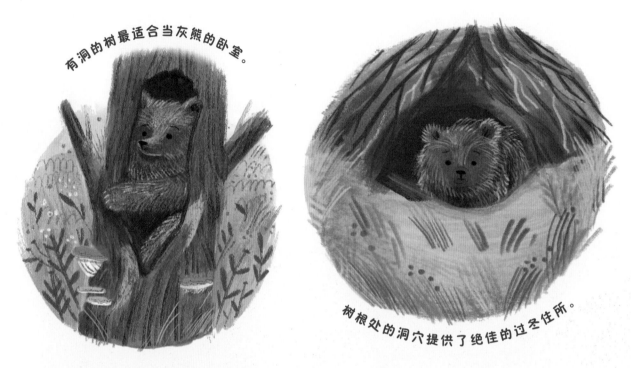

有洞的树最适合当灰熊的卧室。

树根处的洞穴提供了绝佳的过冬住所。

有些洞穴已经被某个灰熊家族使用了数百年。想象一下，睡在自己的曾曾曾祖父母睡过的床上会是一种怎样的感觉！

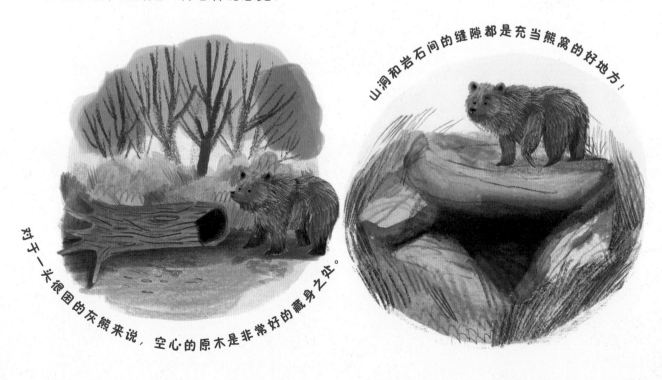

对于一头很困的灰熊来说，空心的原木是非常好的藏身之处。

山洞和岩石间的缝隙都是充当熊窝的好地方！

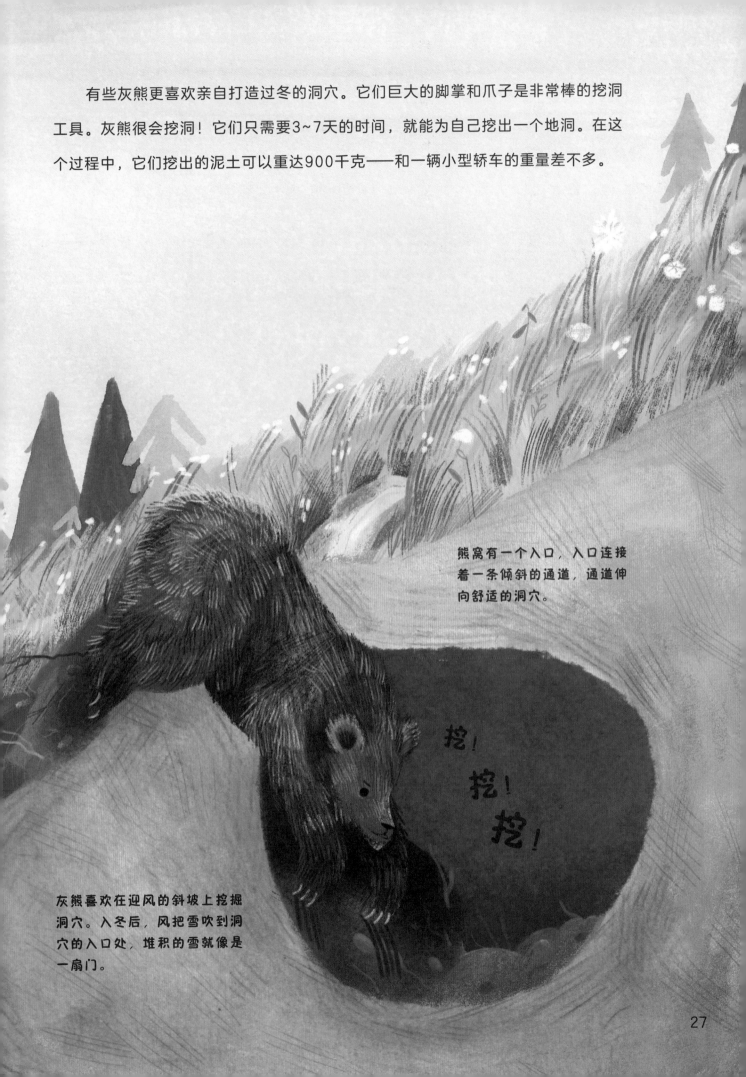

有些灰熊更喜欢亲自打造过冬的洞穴。它们巨大的脚掌和爪子是非常棒的挖洞工具。灰熊很会挖洞！它们只需要3~7天的时间，就能为自己挖出一个地洞。在这个过程中，它们挖出的泥土可以重达900千克——和一辆小型轿车的重量差不多。

熊窝有一个入口，入口连接着一条倾斜的通道，通道伸向舒适的洞穴。

挖！
挖！
挖！

灰熊喜欢在迎风的斜坡上挖掘洞穴。入冬后，风把雪吹到洞穴的入口处，堆积的雪就像是一扇门。

27

到了11月，灰熊钻进自己的洞穴，把身体缩成一个毛球。它们的呼吸慢了下来，心率从每分钟55次降到了每分钟9次。它们的体温也开始降低，进入深度睡眠状态，这种状态被称为"冬眠"。如果没人打扰，灰熊几个月都不会醒来。在这段时间内，它们不吃不喝，甚至不需要排便。它们有一种不可思议的能力，能把所有的排泄物都憋在体内。这是怎么做到的呢？原来，变干的粪便就像一个塞子，会堵住它们的屁股！

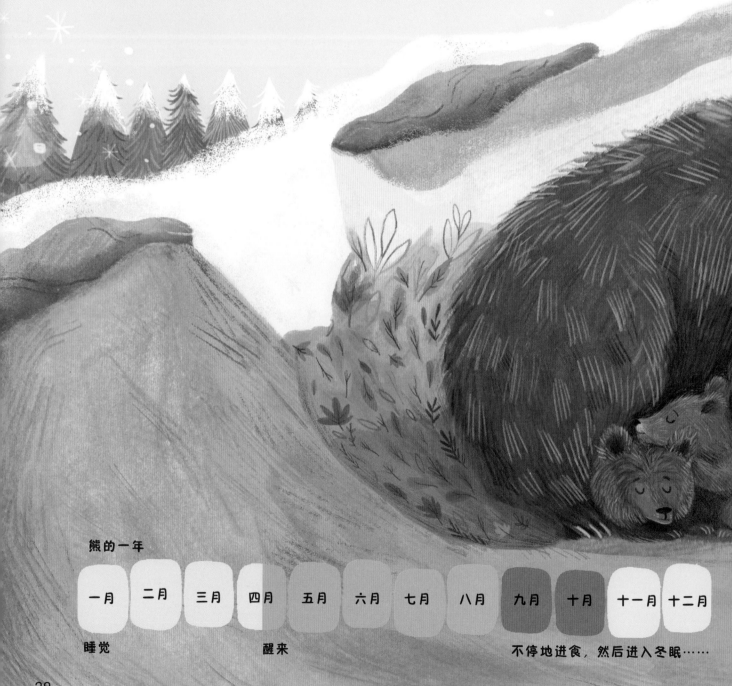

熊的一年

| 一月 | 二月 | 三月 | 四月 | 五月 | 六月 | 七月 | 八月 | 九月 | 十月 | 十一月 | 十二月 |

睡觉　　　　　　　　　　醒来　　　　　　　　　　　　　　　不停地进食，然后进入冬眠……

灰熊通常在初夏进行交配，不过要到它们冬眠后，熊妈妈子宫里的熊宝宝才开始发育。冬眠两个月后，幼崽们出生了，它们浑身光秃秃的，既没有牙齿，也看不见东西，每只幼崽的重量比一个大土豆重不了多少。灰熊一窝可以产下4只幼崽，幼崽们使出浑身的力气从熊妈妈那里吮吸奶水，而熊妈妈在整个哺乳过程中很少会醒过来。

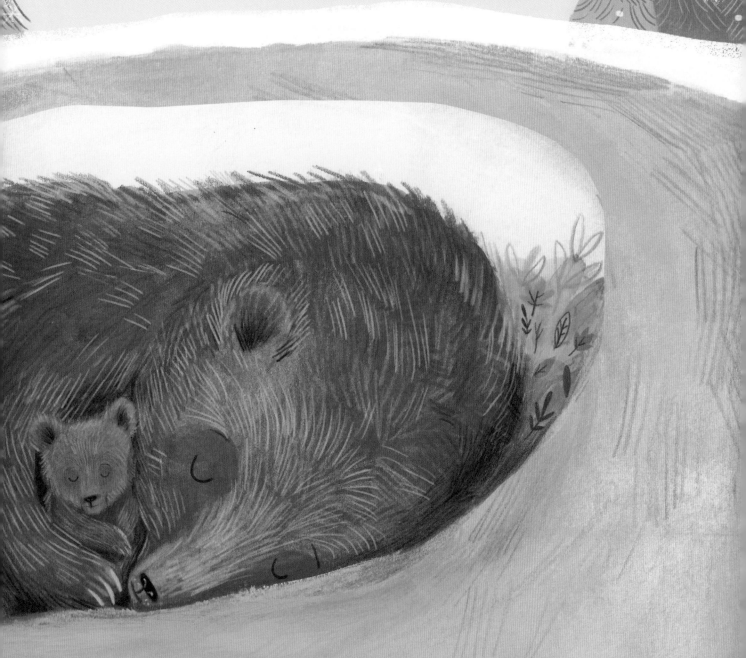

在接下来的几个月里，幼崽靠着熊妈妈的奶水茁壮成长。冬天渐渐过去了，春天终于到来了，幼崽们也做好了同妈妈一起离开洞穴的准备。这时候，它们的妈妈瘦了不少，但是却比以前更健康，已经准备开始吃东西了！

了不起的冬眠动物

入冬后，我们会穿上厚厚的外套和羊毛袜子，吃着热乎乎的饭菜，守着火炉喝热茶。动物可享受不到这样的生活。那么，当天气变得特别寒冷，没有东西可吃的时候，它们会怎么做呢？它们会找一个安全的地方睡上一阵子，直到春天来临，万物复苏。这种休息方式被称为"冬眠"，有些动物的冬眠方式非常特别。

瓢虫会成群结队地藏在树皮底下或者树叶堆里冬眠。

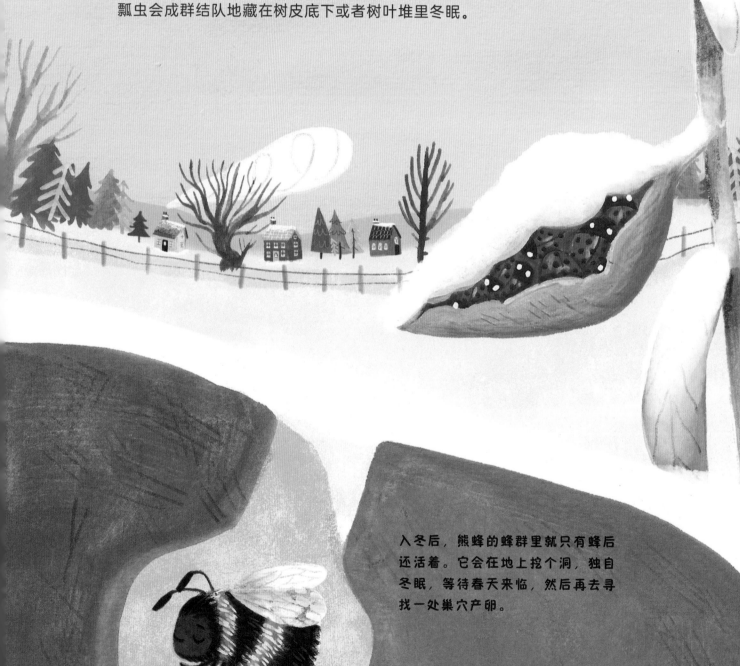

入冬后，熊蜂的蜂群里就只有蜂后还活着。它会在地上挖个洞，独自冬眠，等待春天来临，然后再去寻找一处巢穴产卵。

锦龟生活在北美洲，在天气比较暖和的时候，它们会把脑袋伸出水面呼吸空气。到了冬天，当水面被冰层覆盖，无法钻出水面呼吸时，该怎么办呢？它们会在水下用屁股呼吸，这简直不可思议！

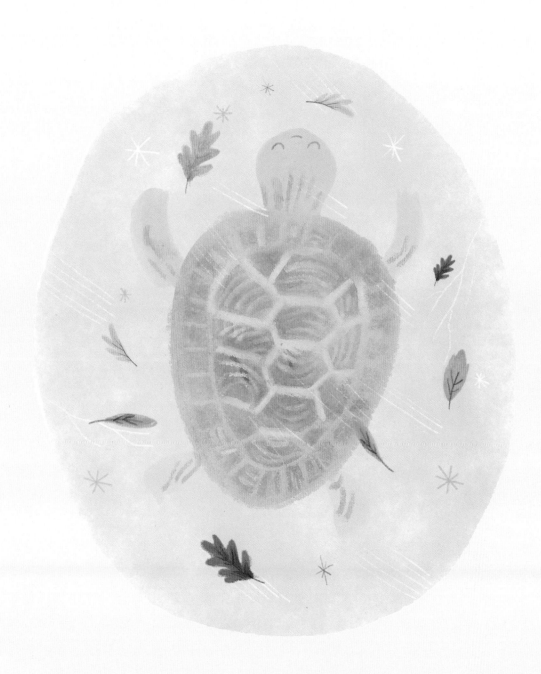

锦龟会待在池塘底部冬眠，那里比水面温暖得多。在水里，它们并不是通过鼻孔和嘴巴来呼吸空气，而是通过皮肤和泄殖腔（也就是屁股）从水中吸入氧气。

冬天，在北美洲森林的地面之上，积雪之下，有一种冰冻的青蛙，它们就是林蛙。如果你摸摸它们，会觉得它们只是青蛙形状的冰块。因为无论怎么摸，都感觉不到它们的心跳，它们的血液也被冻住了，怎么看都像是已经死掉了。但是，这些看起来静止不动的冰雕，其实并不是死亡的林蛙，而是在冬眠的林蛙。

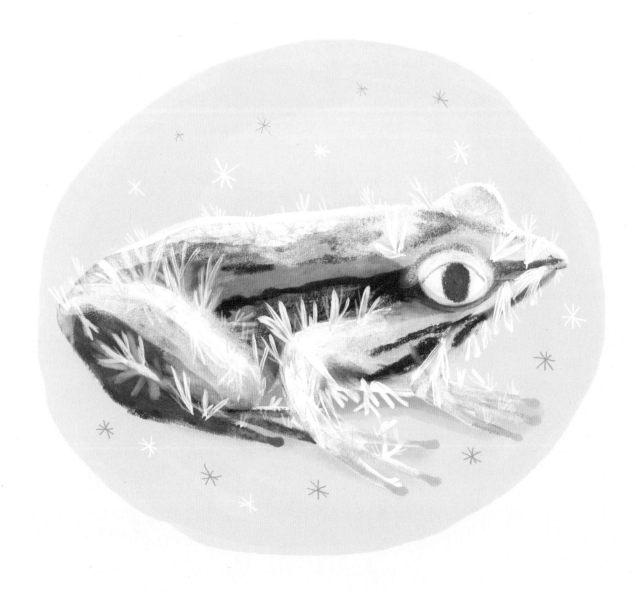

　　这是怎么回事呢？当冬天临近，林蛙要么在空心的木头里跳来跳去，要么选择躲在一堆树叶下活动。在逐渐进入冬眠状态的过程中，这样的活动能给它们提供一点点保护，但并不足以阻止它们慢慢结冰，变成冰冻的林蛙！

只要身体有一个部位开始结冰，林蛙的体内就会释放出一种特殊的糖来保护它们的内脏不被冻伤。接着，林蛙的一大半身体都被冻住，这让它们的心脏几乎停止跳动，血液流动也非常慢。

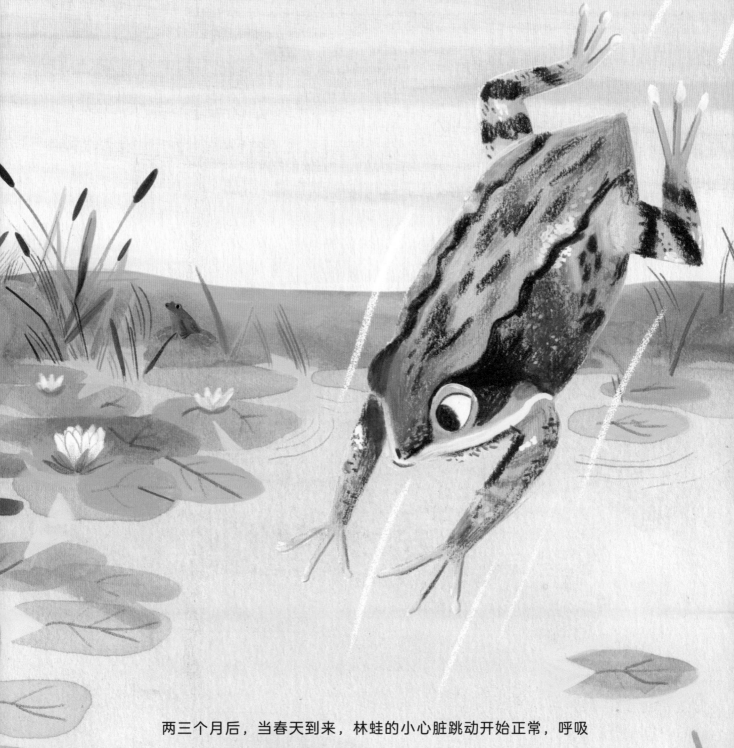

两三个月后，当春天到来，林蛙的小心脏跳动开始正常，呼吸也慢慢恢复！解冻的林蛙会立刻跳走，开始寻找伴侣！

非洲肺鱼长得像鳗鱼，是一种奇怪的生物。它们怪就怪在除了生活在水里，还能生活在陆地上。在陆地上时，它们能直接呼吸空气，还能用鳍行走。这个物种已经存在了300多万年。

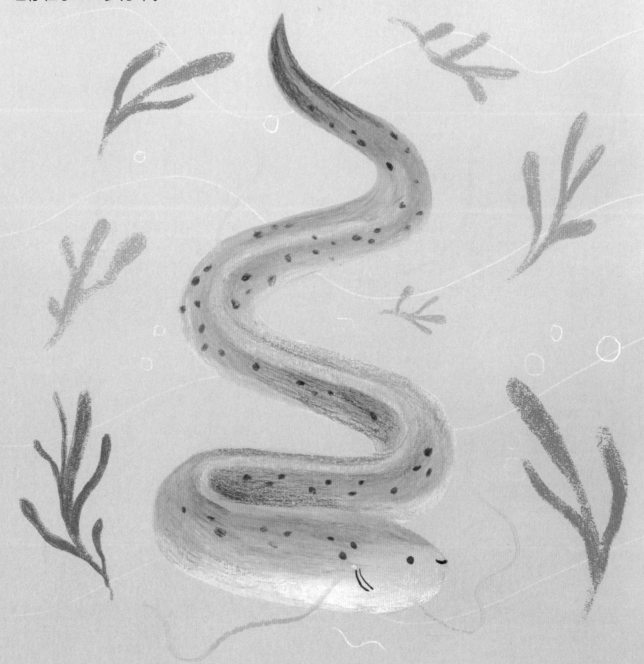

非洲肺鱼会夏眠。夏眠有点儿像冬眠，不过，夏眠并不是为了躲避严寒，而是为了躲避炎热。在旱季里，非洲肺鱼栖息的湖泊缩小成了脏兮兮的泥坑。非洲肺鱼在泥浆里不停地蠕动着身体挖洞，然后把身体藏进洞里，让鼻子伸到洞顶部的一个小气孔里，开始夏眠。

在阳光的照射下，泥浆变得越来越热，表层结成了硬壳。这时，非洲肺鱼就会做一件非常不可思议的事情。它们的表皮会分泌出一种黏液，这种黏液变硬后能保护它们不被高温烤干。而且，它们可以就这样生活5年——其间一次大便都不拉！

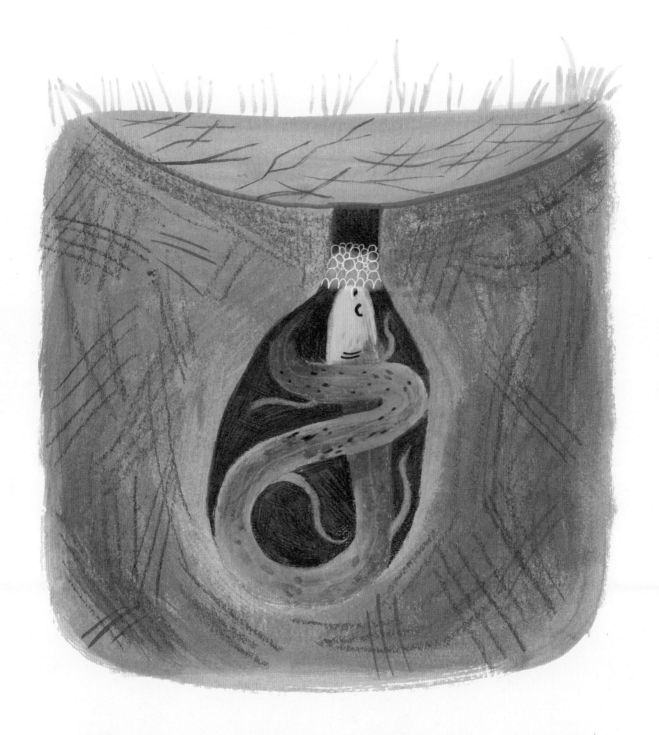

当雨季来临后，雨水重新注满湖泊，这些浑身裹着"鼻涕"、正在酣睡的小家伙，又蠕动着身体苏醒过来，然后游到水里去寻找美味的蝌蚪。

一些哺乳动物也会冬眠。土拨鼠（又名"旱獭"）是挖洞小能手，如果天气太冷，它们就会搬进自己精心建造的地洞里，那里有一块专门用来冬眠的区域。冬眠区域里有一间卧室，一张用干草做成的床，以及一间独立的卫生间，甚至还有一些空着的房间！我们不知道土拨鼠为什么要建造这些多余的房间——也许它们喜欢换地方睡觉。有时候，这些空房间里会住进来一些"房客"，比如臭鼬和束带蛇。

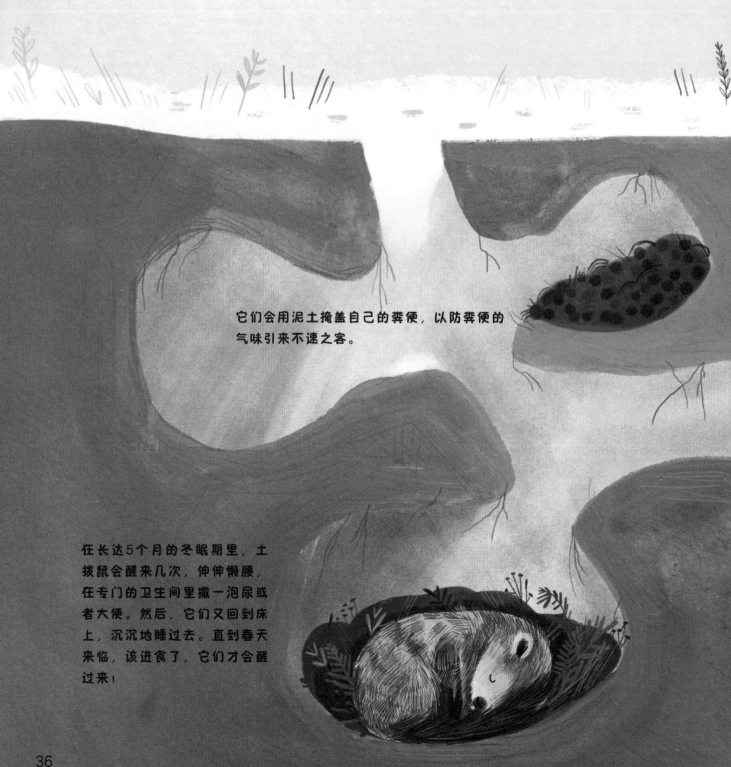

它们会用泥土掩盖自己的粪便，以防粪便的气味引来不速之客。

在长达5个月的冬眠期里，土拨鼠会醒来几次，伸伸懒腰，在专门的卫生间里撒一泡尿或者大便。然后，它们又回到床上，沉沉地睡过去。直到春天来临，该进食了，它们才会醒过来！

和熊一样，土拨鼠会先吃饱肚子，再进入漫长的冬眠，这样冬眠时就能依靠身体里储存的脂肪来维持生命。在冬眠的时候，它们的心率会降到每分钟5次，体温也低至5摄氏度——和冰箱里一样冷。真是太……太……太冷了，不过，这样过冬太"酷"了！

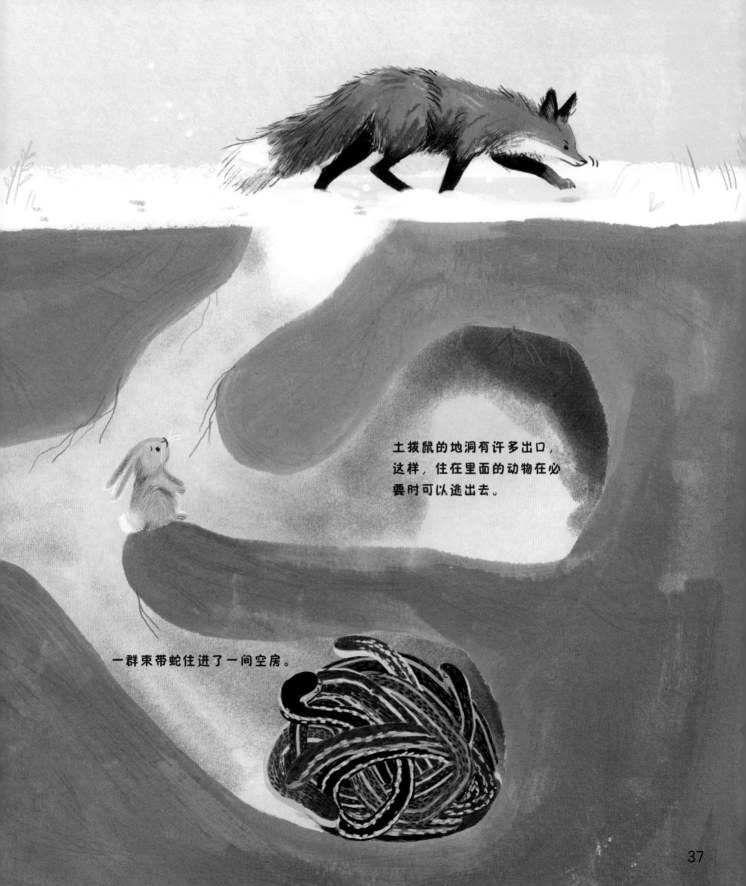

土拨鼠的地洞有许多出口，这样，住在里面的动物在必要时可以逃出去。

一群束带蛇住进了一间空房。

夜间捕食者

你有没有希望过自己能够整晚精力充沛，不需要睡觉？想象一下，当其他人正准备睡觉的时候，你刚刚醒来，黑暗中只有月光为你照亮。如果幸运的话，你会听到猫头鹰的叫声，或者看到蝙蝠的踪影。它们都是夜行动物，白天睡觉，晚上活动。它们选择这种昼夜颠倒的生活方式只有一个原因，那就是为了生存！

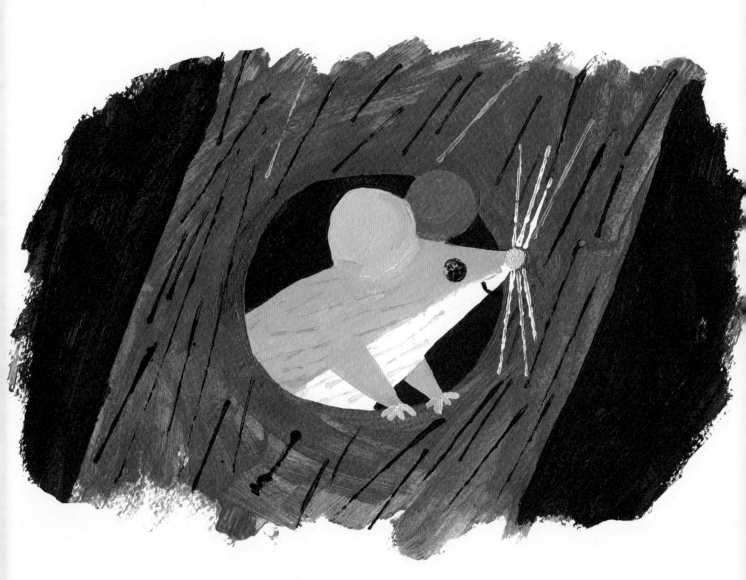

像壁虎这种夜行动物在白天睡觉是为了躲避太阳的高温。还有一些夜行动物，例如老鼠，鬼鬼祟祟地在夜里活动，是为了避免被捕食者发现和吃掉。但是，这并不意味着在夜间活动就是绝对安全的。因为除了它们，黑暗中还有一些喜欢在夜间捕猎的动物，来认识一下这些夜间捕食者吧！

猫头鹰是夜间捕猎的专家，它们天生就是干这一行的。让我们从猫头鹰的头开始看。有些猫头鹰的头顶长着长长的羽毛，这被称为"羽簇"（又名"耳羽"），但其实羽簇和听力一点关系都没有。科学家认为，羽簇是猫头鹰向其他猫头鹰传达情绪用的。

　　猫头鹰真正的耳朵位于它的脑袋两侧，隐藏在被称为"耳廓"的大量羽毛下面。有些猫头鹰的一只耳朵比另一只耳朵高一些，这样的结构有助于它们准确定位细微的声音。猫头鹰的听力非常好，可以在完全黑暗的环境中捕猎，它们甚至听得到躲在地底下的老鼠发出的声音。

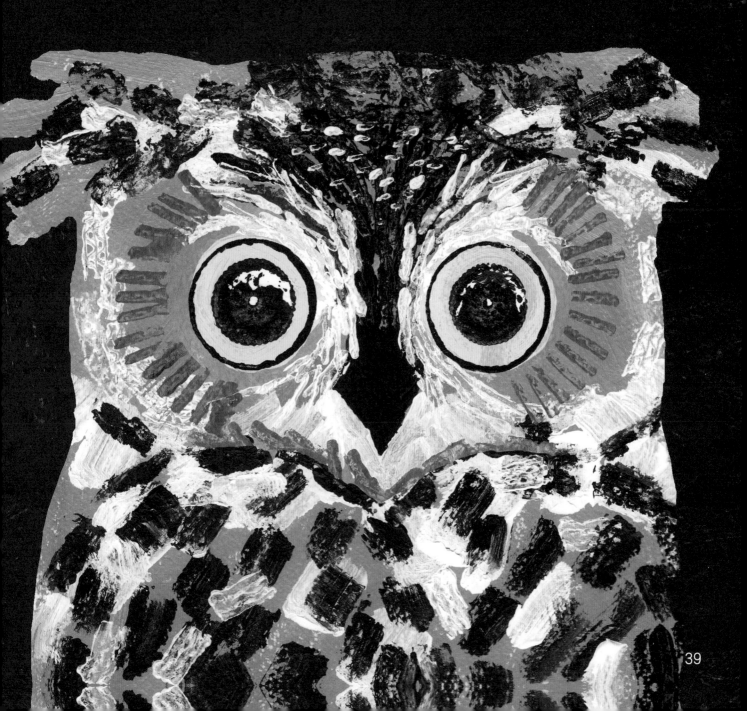

现在，我们再来看一看它们的大眼睛。它们的眼睛天生就适合在黑暗中看东西。大多数鸟类的眼睛都长在脑袋的两侧，而猫头鹰的眼睛长在脸的正面。

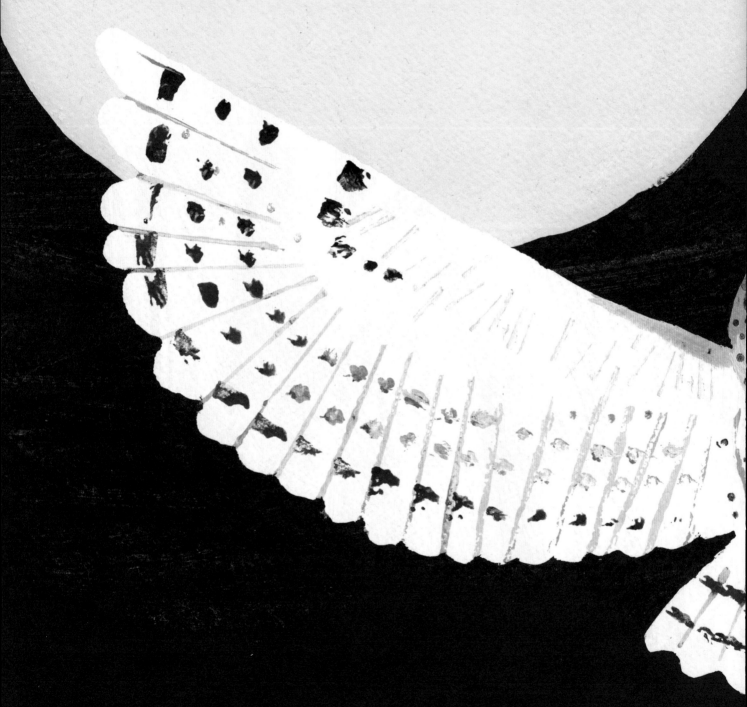

这让它们能够更准确地判断出某个物体离自己有多远，以及物体移动得有多快。猫头鹰不能像人类那样转动眼睛，要想向左右两边看，它们就必须转动整个头。不过，这对猫头鹰来说不是问题。它们的脖子由14块骨头组成（人类只有7块），这使它们的脑袋几乎可以转动一整圈。所以，要想偷偷接近猫头鹰，可没那么容易。

但是，当心——猫头鹰会偷偷接近你！猫头鹰的翅膀上长有一种特殊的羽毛，所以它们在飞行时几乎悄无声息。猫头鹰很容易听到猎物发出的声音，而它们的动静却很难被猎物发现。再加上猫头鹰的羽毛颜色能与周围的环境融为一体，所以它们很难被看到。

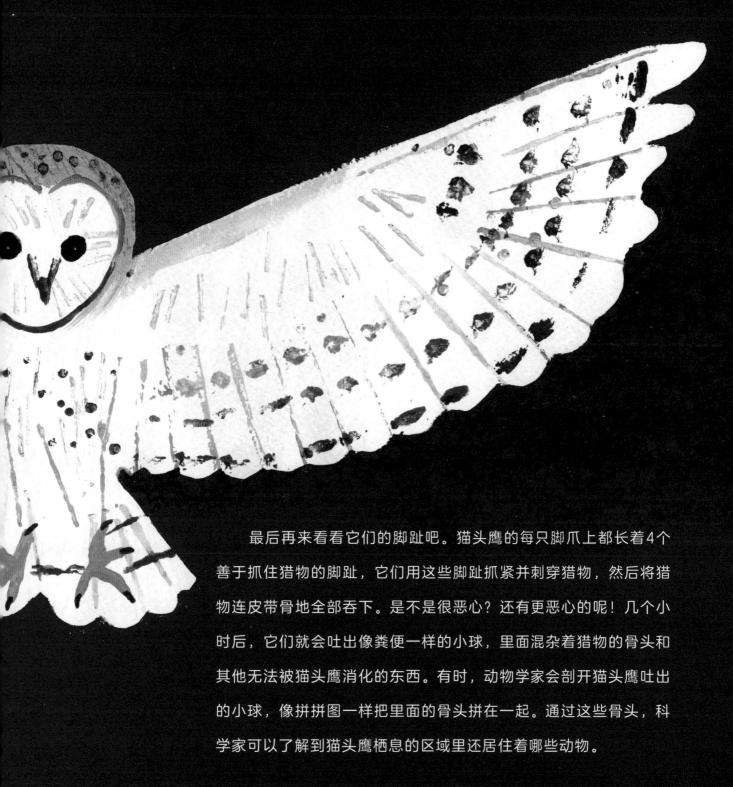

最后再来看看它们的脚趾吧。猫头鹰的每只脚爪上都长着4个善于抓住猎物的脚趾，它们用这些脚趾抓紧并刺穿猎物，然后将猎物连皮带骨地全部吞下。是不是很恶心？还有更恶心的呢！几个小时后，它们就会吐出像粪便一样的小球，里面混杂着猎物的骨头和其他无法被猫头鹰消化的东西。有时，动物学家会剖开猫头鹰吐出的小球，像拼拼图一样把里面的骨头拼在一起。通过这些骨头，科学家可以了解到猫头鹰栖息的区域里还居住着哪些动物。

白天，大部分蝙蝠都在睡觉。它们倒挂在安静的高处，例如山洞的顶部或者树洞里。为什么它们是倒挂着的呢？因为蝙蝠不擅长向上跳跃，所以在起飞的时候它们不会向上飞，而是先向下坠落，然后再飞起来。

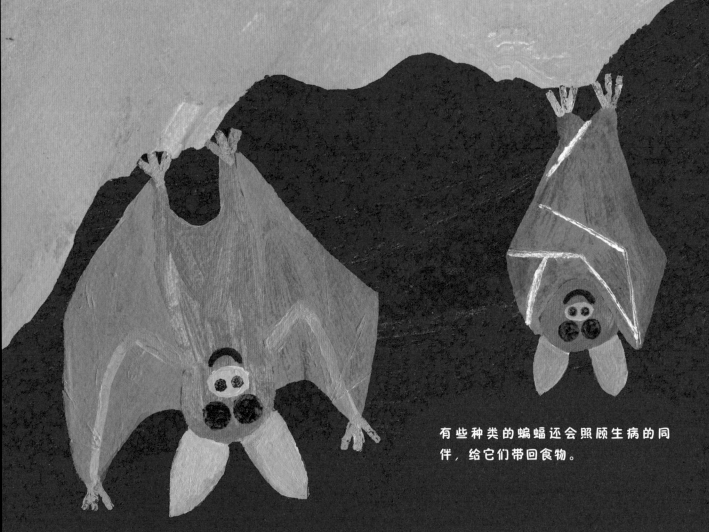

有些种类的蝙蝠还会照顾生病的同伴，给它们带回食物。

在飞行时，蝙蝠会发出一种音频极高的声音——高到你我都听不到。这种声音在空气中传播得很快，当碰到一个物体（最好是某种美味的昆虫）时，它就会直接反射回蝙蝠超级敏感的耳朵里，让它们知道这个物体有多大、离它们有多远。如果这个物体在移动，蝙蝠还能准确地知道它要去哪里。这种能力让它们成为捕捉飞蛾的高手。其实，在控制害虫方面，蝙蝠非常了不起。它们一个晚上就能吃掉2000只可口的虫子。

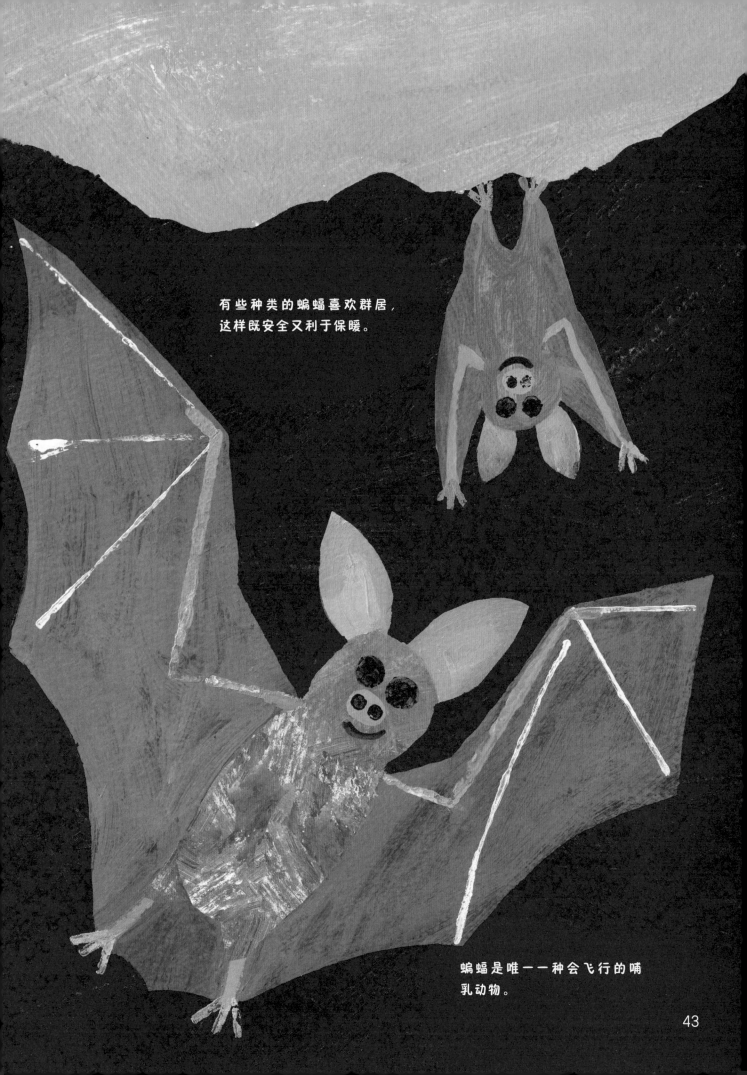

有些种类的蝙蝠喜欢群居，
这样既安全又利于保暖。

蝙蝠是唯一一种会飞行的哺
乳动物。

在东南亚的森林深处，栖息着一种奇怪的夜行动物。它们的眼睛和耳朵与蝙蝠相似，又大又鼓。它们的手指又瘦又长，脚趾尖疙疙瘩瘩的。它们的后腿非常非常长——哦，两腿间还有一根细长的尾巴呢！它们非常小，可以被放在成年人的一只手掌中，重量只相当于一小盒酸奶。它们就是眼镜猴，是世界上已知最小的灵长类动物，已经存在了大约4500万年。

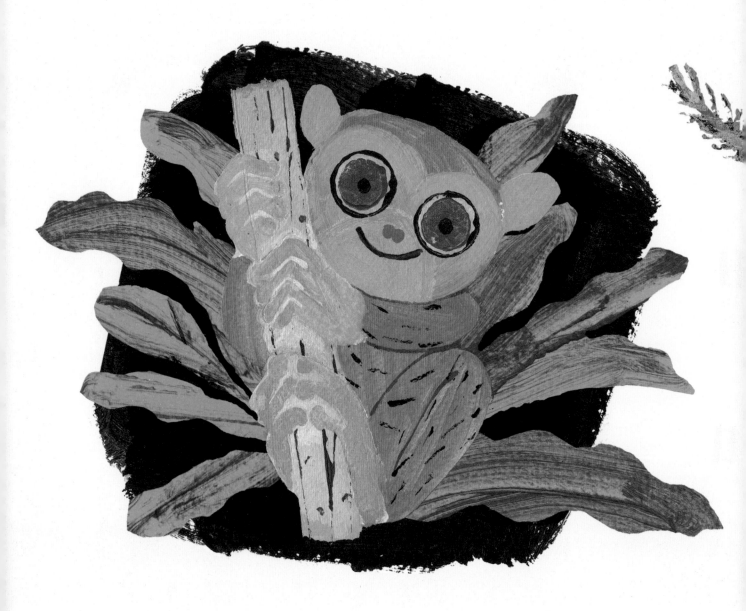

眼镜猴也是夜间捕猎专家。它们只吃肉，不吃绿色的东西——除非是绿色的蚱蜢。它们整晚都在树林间跳来跳去，寻找着蜥蜴、蛙和虫子这样的点心。捕食时，眼镜猴会伸直大长腿，高高地跳起来，跃起的高度可以达到它们身高的30倍。

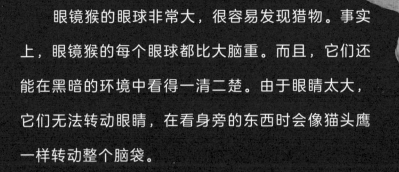

眼镜猴的眼球非常大，很容易发现猎物。事实上，眼镜猴的每个眼球都比大脑重。而且，它们还能在黑暗的环境中看得一清二楚。由于眼睛太大，它们无法转动眼睛，在看身旁的东西时会像猫头鹰一样转动整个脑袋。

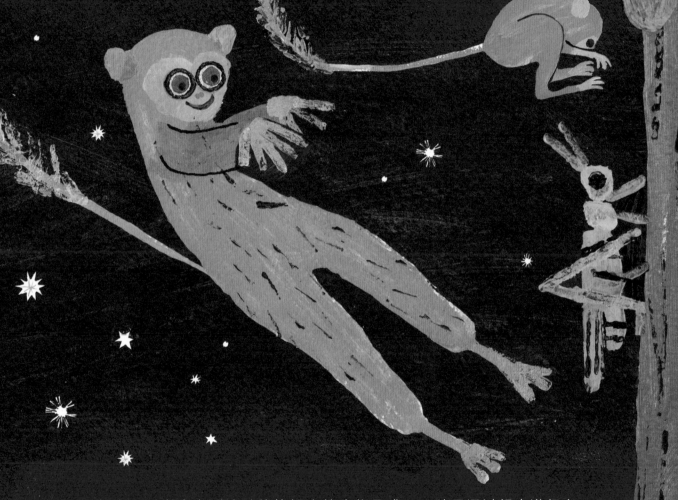

近年来，科学家发现这种体格娇小的生物是唯一一种只通过超声进行交流的灵长类动物。超声是一种音频高得我们听不到的声音。科学家认为眼镜猴用超声来告知同伴有关食物和危险情况的信息。它们还利用超声监听猎物的动静，因为它们的猎物也会发出细微的超声。

所以，如果你是某种体形小巧又美味的动物，你就不应该在夜间外出，没准，一个夜间捕食者恰巧就待在你的附近！

昼伏夜出的神奇动物

在沙漠里，有时阳光极其炽热，把脚下的大地炙烤得滚烫。在这种时候，没有动物希望自己的脚趾被烫得"嗞嗞"作响，或者如果你是一条蛇，你肯定不想自己的肚皮被烤焦。所以，动物会选择白天躲在洞穴里，等晚上外面彻底凉爽下来再出来活动。可是，没有了太阳也就意味着外面一片漆黑。有些聪明的动物就逐渐适应了在这种极端的气候环境中生活！下面我们来认识一下它们。

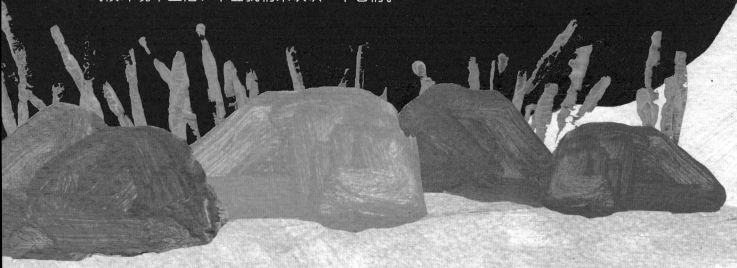

这种小巧的啮齿动物很有趣，看上去就像是许多动物的混合体。它们长着老鼠的身体、兔子的耳朵、猪的鼻子，能像袋鼠一样蹦来蹦去。它们住在中国西北部和蒙古南部的沙漠里。它们天性腼腆，直到最近才有人在野外环境中拍摄到了它们的身影。这种动物被称为"长耳跳鼠"，它们的大小和重量相当于一个烤土豆。

现在，我们来看一看长耳跳鼠奇异的耳朵吧！它们的耳朵比脑袋大了三分之一，这样的耳朵拥有极其强大的听力。在黑暗中，无论是自己想吃的昆虫发出的"沙沙"声，还是想吃自己的捕食者发出的声音，长耳跳鼠都听得到。

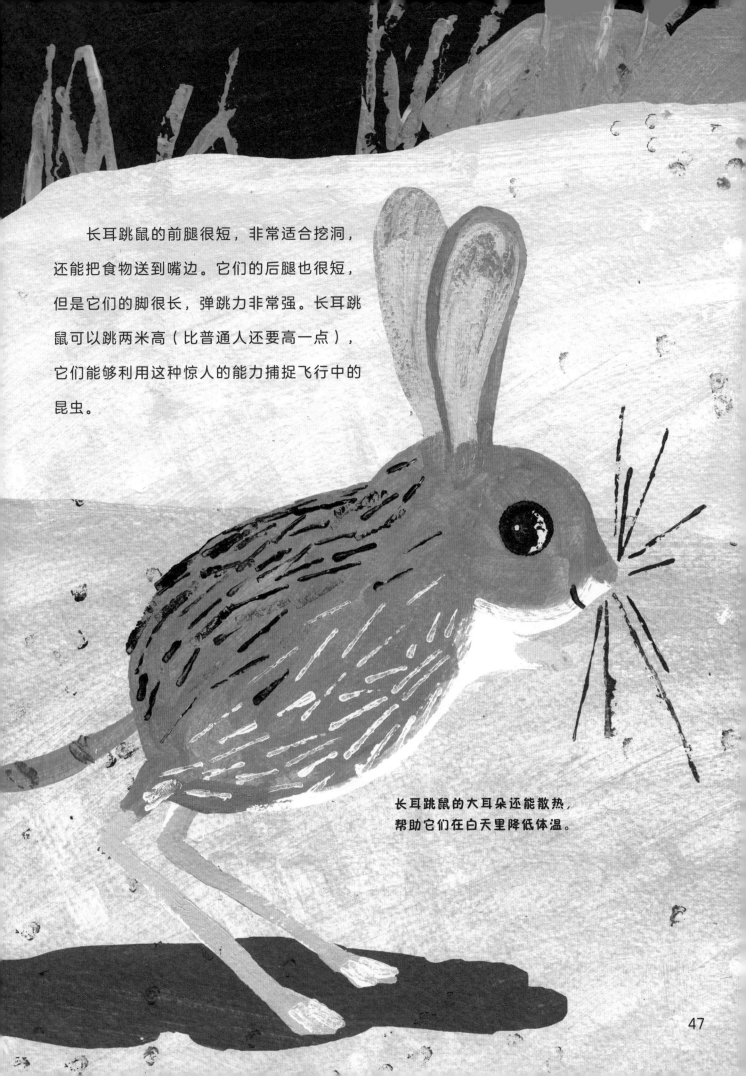

长耳跳鼠的前腿很短，非常适合挖洞，还能把食物送到嘴边。它们的后腿也很短，但是它们的脚很长，弹跳力非常强。长耳跳鼠可以跳两米高（比普通人还要高一点），它们能够利用这种惊人的能力捕捉飞行中的昆虫。

长耳跳鼠的大耳朵还能散热，帮助它们在白天里降低体温。

下面这种奇怪的生物看起来像恐龙，但其实它是一种哺乳动物！穿山甲的个头和体形较大的宠物猫差不多，它们生活在亚洲和非洲的热带森林、干燥林地和稀树草原上。

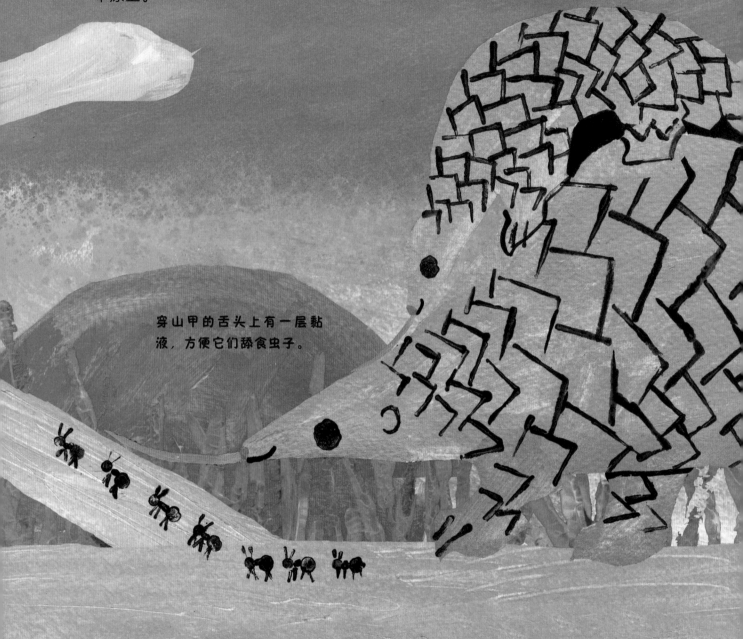

穿山甲的舌头上有一层黏液，方便它们舔食虫子。

穿山甲白天在洞穴里睡觉，晚上才出来用自己敏感的鼻子搜寻白蚁和蚂蚁。它们会用强有力的爪子将蚁丘扒开，接着用又长又黏的舌头把里面的白蚁或者蚂蚁舔个精光。穿山甲的舌头很长，它们的身体和脑袋加起来都没有舌头长！穿山甲可以一口气舔掉20000只虫子。它们还能将耳朵和鼻孔闭上，以免昆虫钻进去。

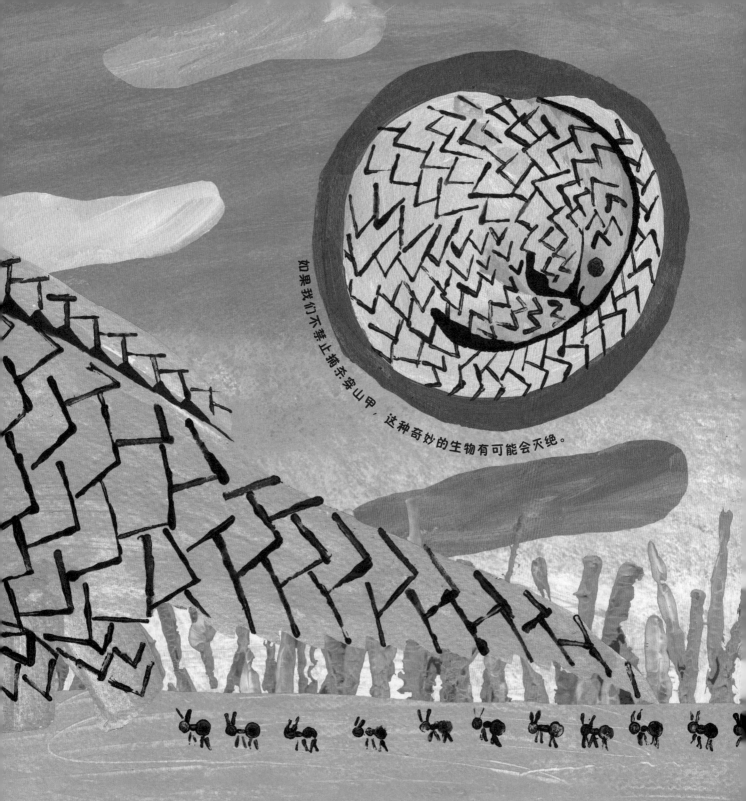

如果我们不禁止捕杀穿山甲，这种奇妙的生物有可能会灭绝。

穿山甲没有牙齿，没法咀嚼食物。因此，它们会吞下小石子，磨碎胃里的虫子。

一般没有多少动物愿意去吃穿山甲，谁能嚼烂穿山甲身上那么多的坚硬鳞片？更何况，穿山甲还有一种特别有效的自卫方式——将身体缩成一个球，再通过屁股旁边的一种特殊腺体放臭气。"噗！"

有一种动物的身体和一只茶杯差不多大，它们长着8只眼睛、8条腿，全身毛茸茸的，在受到威胁的时候会竖起腹部上那些尖利的绒毛——这是什么动物？这种生物在地球上已经生存了至少1.5亿年，它们就是极其恐怖的捕鸟蛛！

捕鸟蛛的种类多达上百种，在世界上大部分热带、亚热带和非常干燥的地区，你都能找到它们（如果你真想找的话）。捕鸟蛛是体形最大的一种蜘蛛，而且会咬人。不过，大部分捕鸟蛛的毒液比蜜蜂蜂刺分泌的蜂毒都温和，对人类的伤害性不大。捕鸟蛛用自己的毒液使猎物陷入昏迷，然后用大大的下颚咬碎猎物。接着，它们会给食物注射一种特殊的化学物质，使其变成黏稠的汁液，然后才将其吞下。真是不可思议！

捕鸟蛛基本上都是夜行动物。如果天气太热，它们就白天睡一整天，到晚上再出来活动。与大多数蜘蛛不同，捕鸟蛛不会织网捕食。有些捕鸟蛛选择在原木或岩石的缝隙中安家，还有一些则会挖洞，并且织一张网将沙子挡在外面。一些捕鸟蛛还会在自己的洞穴外铺设"绊网"。它们在洞穴的入口处织一排蜘蛛网，这样它们就能知道是否有什么东西闯入了。

奇怪的是，捕鸟蛛没有耳朵和鼻子，它们依靠腿上的绒毛来探测气味和声音。

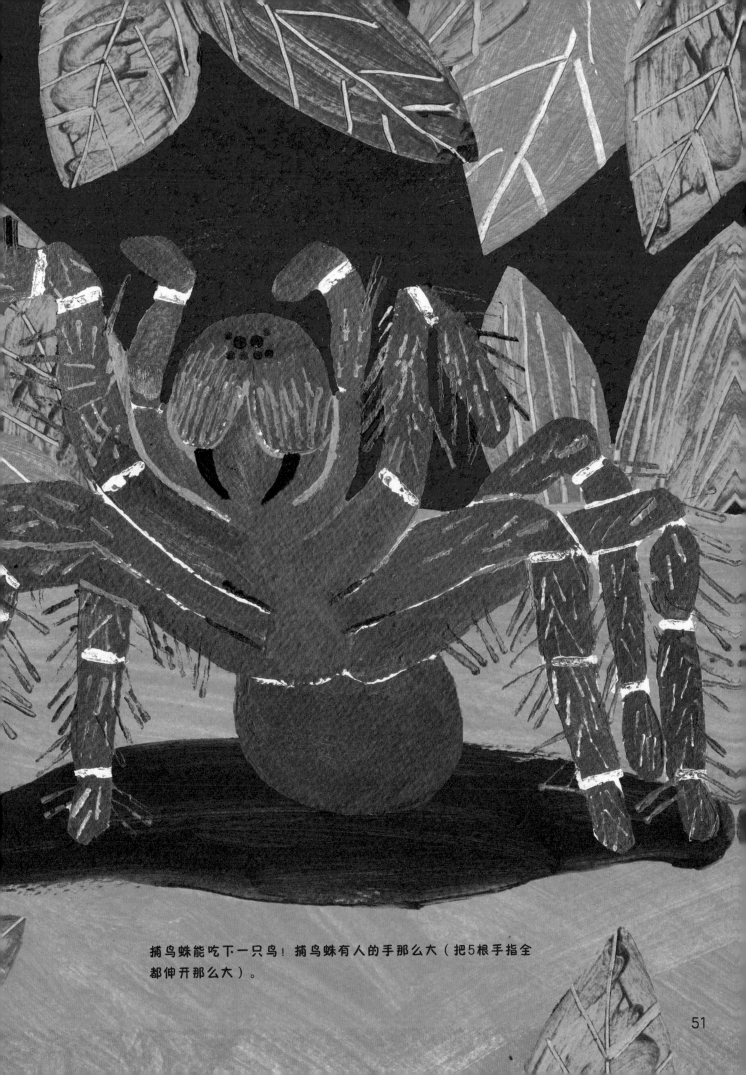

捕鸟蛛能吃下一只鸟！捕鸟蛛有人的手那么大（把5根手指全都伸开那么大）。

在非洲和亚洲的沙漠地区，最可爱的夜行动物可能就要数沙猫了。就连成年的沙猫看起来也像是可爱的小猫咪。它们长着大大的脑袋、大大的眼睛和大大的耳朵。但是，不要被它们可爱的外表欺骗了。沙猫虽然看起来像是普普通通的宠物猫，但是非常凶猛，野性十足！它们生活在干燥平坦的沙漠地区，那里白天酷热难当，夜晚寒冷刺骨，但沙猫非常适应这种气候。

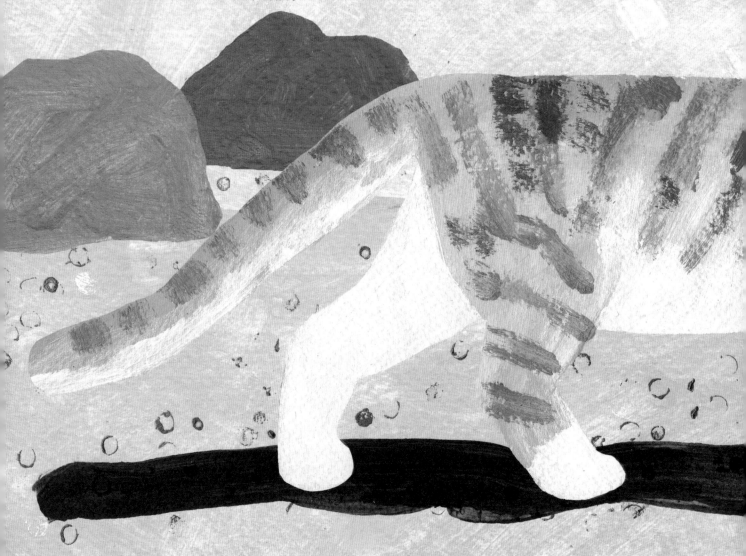

沙猫的身体呈现为淡淡的沙色，腿和尾巴上带有深色的条纹，这使得它们在沙漠环境中很难被发现。它们的脚上长着一层厚厚的黑毛，这样在沙漠行走时既不会被烫着，也不会被冻着，还能在流沙上行动自如。沙猫是挖掘专家，它们会用自己强壮的脚在沙漠中挖洞，白天热得难以忍受时，就可以挖个地洞睡觉。夜幕降临后，沙漠里寒气逼人，沙猫又会爬出洞穴，去寻找食物。

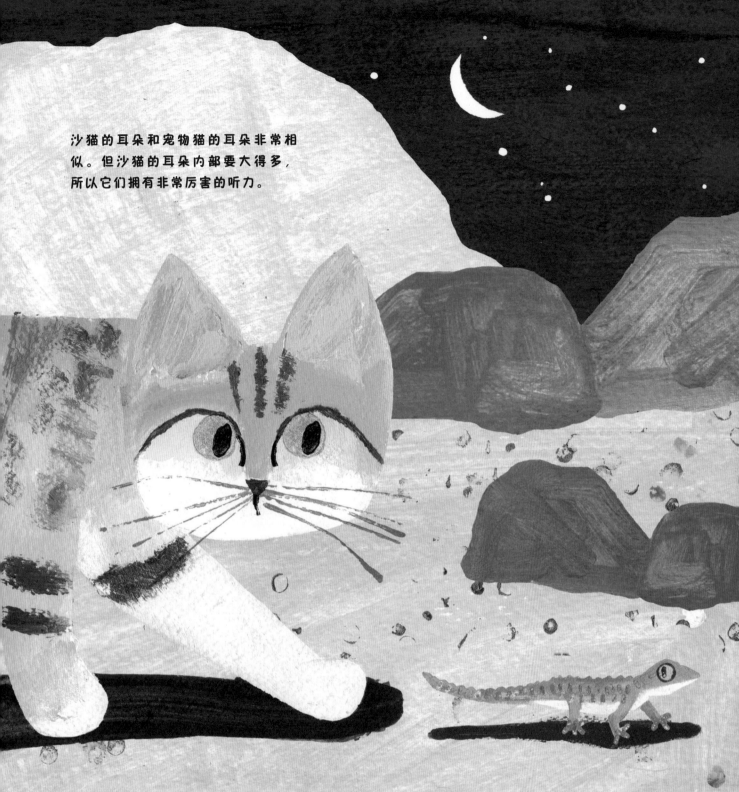

沙猫的耳朵和宠物猫的耳朵非常相似。但沙猫的耳朵内部要大得多，所以它们拥有非常厉害的听力。

当沙猫在夜色中潜行时，它们的皮毛能保暖。它们仔细聆听着脚下任何一丝细微的动静。一旦听到声音，就会猛扑过去，快速地刨起沙子，捕捉猎物——通常都是些倒霉的沙鼠或跳鼠。沙猫会先用强壮的爪子重击几下逮到的猎物，然后狠狠地咬下去。昆虫、爬行动物甚至毒蛇都在沙猫的菜单上。它们还可以连续几个星期不喝水，只从食物中获取身体所需的水分。所以，无论天气是炎热还是寒冷，这种"小猫咪"的生存本领都非常厉害！

认识一下作者和绘者吧

夜晚的天空群星璀璨，本书也同样如此！我们要对几位作者和插画家表示衷心的感谢，谢谢你们用富有启发性的故事和图画点亮本书的每一页。

作者

萨利·塞姆斯

多年从事于儿童图书装帧设计，后来开始创作童书。她同尼克·沙拉特合作完成的一些作品获得了多项奖项，其中《黏糊糊，嚼不烂，轰隆隆，啪嗒嗒》获得了"教育成就作家奖"，《一开始是蓝色的》获得了"南安普敦最受读者喜爱的图书奖"。目前，萨利在英国苏塞克斯郡的一座小屋里工作，陪伴她的是一只性情暴躁的猫。

绘者

安妮莉·布蕾

一位来自英格兰西北部的插画家。在她很小的时候，她就如饥似渴地阅读和绘画。她用画笔创作动物故事，还有一些故事与有魔法的生物有关。她还写了一些与小马驹有关的书。以插画课第一名的成绩从学校毕业后，安妮莉当过书商，还去过世界各地旅行。安妮莉一直从事着故事插画的创作，她对动物和冒险的热爱给了她很多灵感。本书第24~39页的插图由安妮莉绘制。

凯蒂·瑞斯

一位来自英国伯恩茅斯镇的插画家，她在当地获得了插画专业的硕士学位。户外活动、旅行和探险都能为凯蒂带来灵感。不画画的时候，她喜欢和丈夫一起驾驶着露营车去海边探险。本书第8~23页的插图由凯蒂绘制。

乔安妮·刘

乔安妮在密歇根大学攻读了平面设计专业。她创作的第一部儿童图书《我的图书馆》获得了2018年博洛尼亚最佳童书奖的特别提名奖。2019年，她的第二部作品《我的城市》也出版了。本书第40~55页的插图由乔安妮绘制。

术语表

捕食者：以猎食其他动物为生的动物。

哺乳动物：哺乳动物是温血动物，它们通常长有一根脊椎，皮肤基本被毛发覆盖。雌性哺乳动物会用自己分泌的乳汁哺育幼崽。

超声：频率高到超出人耳可听范围的声音。

冬眠：在休眠状态中度过冬天。

两栖动物：长有一根脊椎，在幼年时期通常都生活在水中，成年后生活在陆地上的冷血动物（例如青蛙和蟾蜍）。

猎物：被其他动物猎食的动物。

灵长类动物：一种哺乳动物，包括猿、猴和人。

黏液：一种黏稠的、滑溜溜的物质。覆盖在身体某些部位的黏液可以让该部位保持湿润，并起到保护作用。

食欲极旺：当熊进入冬眠之前，会大量进食，以便将能量储存为脂肪。

物种：具有相同特性，并且能与同类生育后代的一群生物。

稀树草原：地面覆盖着禾草，生长着少量树木和灌木的气候温暖的地区，这种地貌在世界各地均有分布（例如非洲）。

夏眠：在休眠状态中度过夏天。

氧气：空气中存在的一种无色无味的气体，它是生命所必需的化学物质。

夜行动物：在夜间活动的动物。

子宫：雌性哺乳动物身上的一处器官，幼崽出生前就在母体的这个器官内发育。

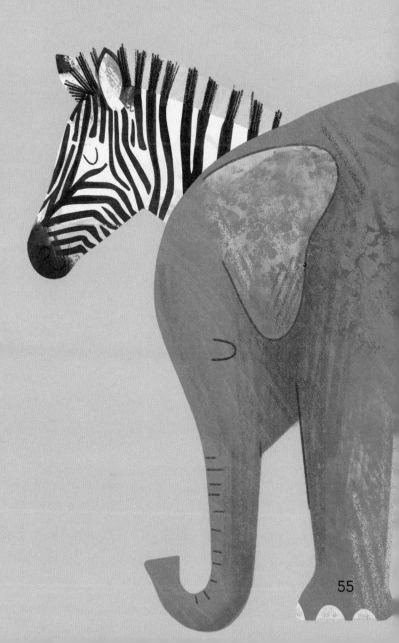

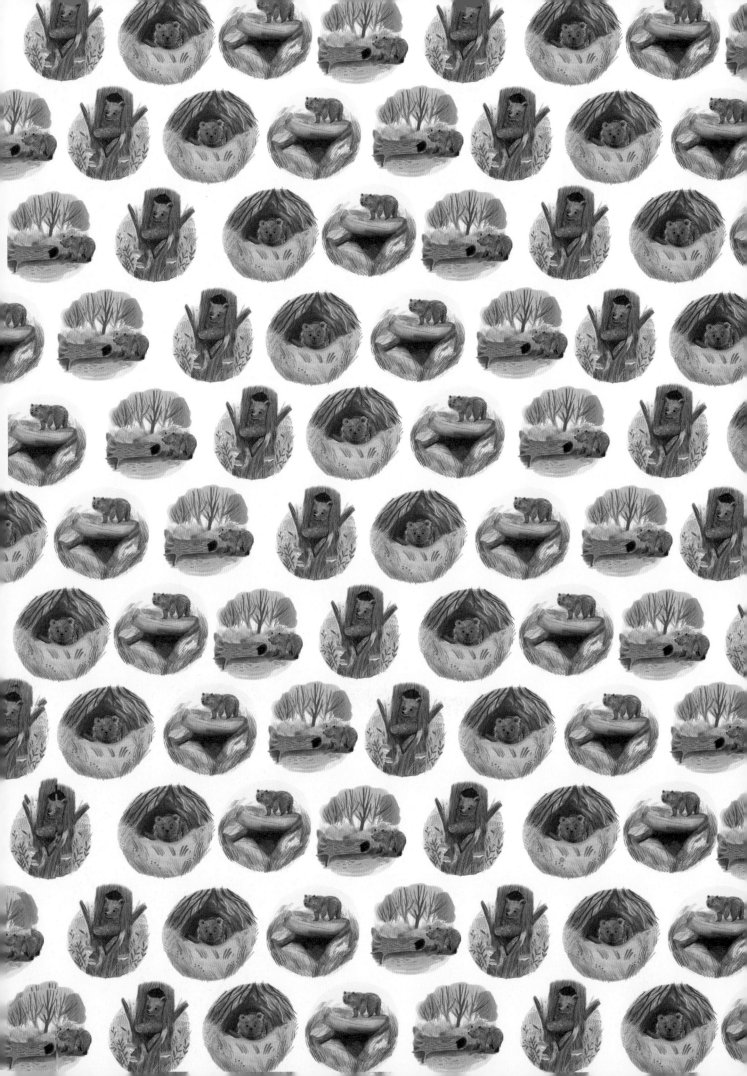

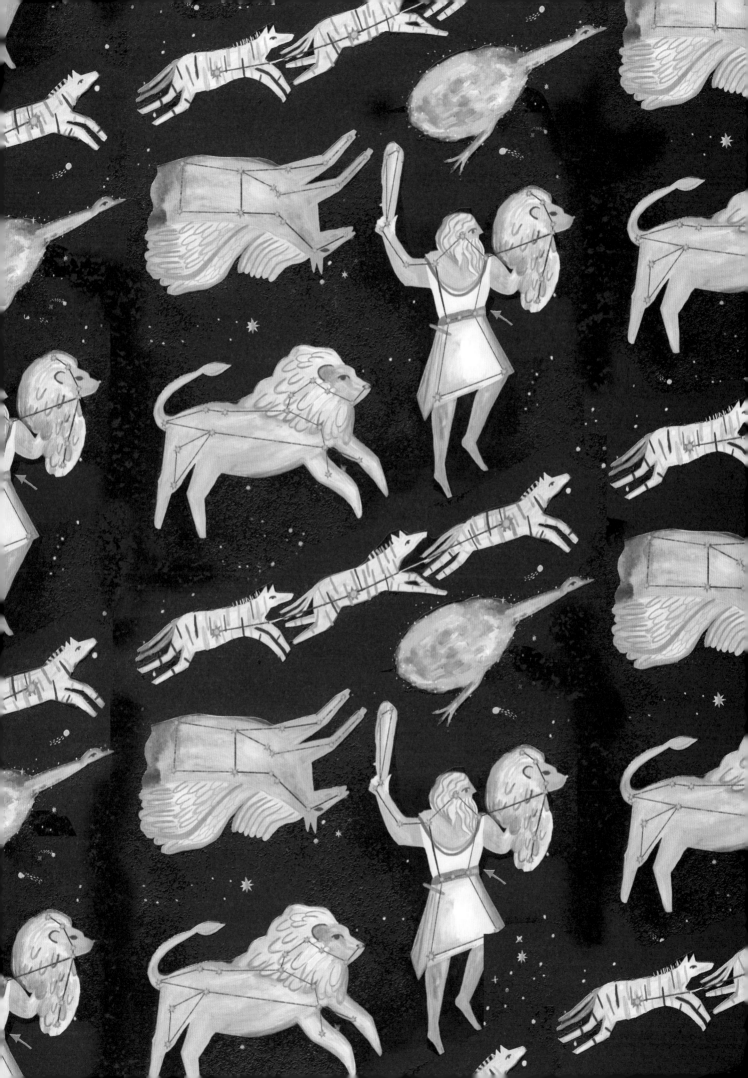

图书在版编目（CIP）数据

睡前小百科．夜空里都有什么？／英国大英百科全
书公司著；（英）安妮莉·布蕾等绘；许慧珍译．-- 福
州：海峡书局，2021.9（2021.9 重印）
（大英儿童百科）
书名原文：Britannica 5-Minute Really True
Stories for Bedtime
ISBN 978-7-5567-0848-2

Ⅰ．①睡… Ⅱ．①英…②安…③许… Ⅲ．①睡眠—
儿童读物②天文学—儿童读物 Ⅳ．① R338.63-49
② P1-49

中国版本图书馆 CIP 数据核字 (2021) 第 166314 号

The Night Sky

Text © 2020 What on Earth Publishing Ltd. and Britannica, Inc.
Illustrations on Contents and pages 8–23 © 2020 Anneli Bray
Illustrations on pages 24–39 © 2020 Olivia Holden
Illustrations on pages 40–55 © 2020 Amy Grimes
Britannica Books is an imprint of What on Earth Publishing, in collaboration with Britannica, Inc.
First published in the United Kingdom in 2020
Simplified Chinese Translation copyright © 2021 United Sky (Beijing) New Media Co., Ltd.
The simplified Chinese translation rights arranged through Rightol Media （本书中文简体版权经由
锐拓传媒旗下小锐取得 Email:copyright@rightol.com）
All rights reserved.

著作权合同登记号：图字 13-2021-060 号

出 版 人：林 彬
责任编辑：廖飞琴 魏 芳
特约编辑：黄 刚
美术编辑：陈 玲
装帧设计：史木春

夜空里都有什么？
YEKONG LI DOU YOU SHENME

作　　者：英国大英百科全书公司
绘　　者：[英] 安妮莉·布蕾 等
译　　者：许慧珍 译
出版发行：海峡书局
地　　址：福州市白马中路15号海峡出版发行集团2楼
邮　　编：350001
印　　刷：天津联城印刷有限公司
开　　本：889mm×1194mm 1/16
印　　张：3.5
字　　数：40 千字
版　　次：2021 年 9 月第 1 版
印　　次：2021 年 9 月第 2 次
书　　号：ISBN 978-7-5567-0848-2
定　　价：180.00 元（全 4 册）

未小读
UnRead Kids
和世界一起长大

未读CLUB
会员服务平台

大英儿童百科

·睡前小百科·

夜空里都有什么？

每天 5 分钟，关于宇宙与星空的小知识

英国大英百科全书公司　著

［英］安妮莉·布蕾　等 绘

许慧珍　译　　齐锐　审订

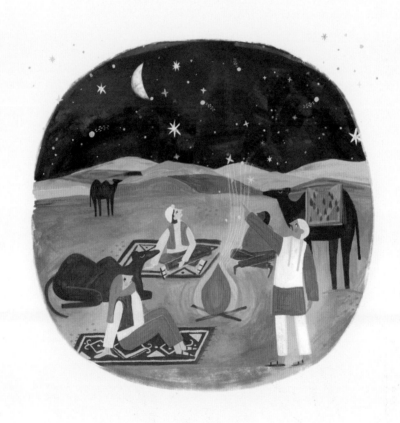

海峡出版发行集团 | 海峡书局
THE STRAITS PUBLISHING & DISTRIBUTING GROUP

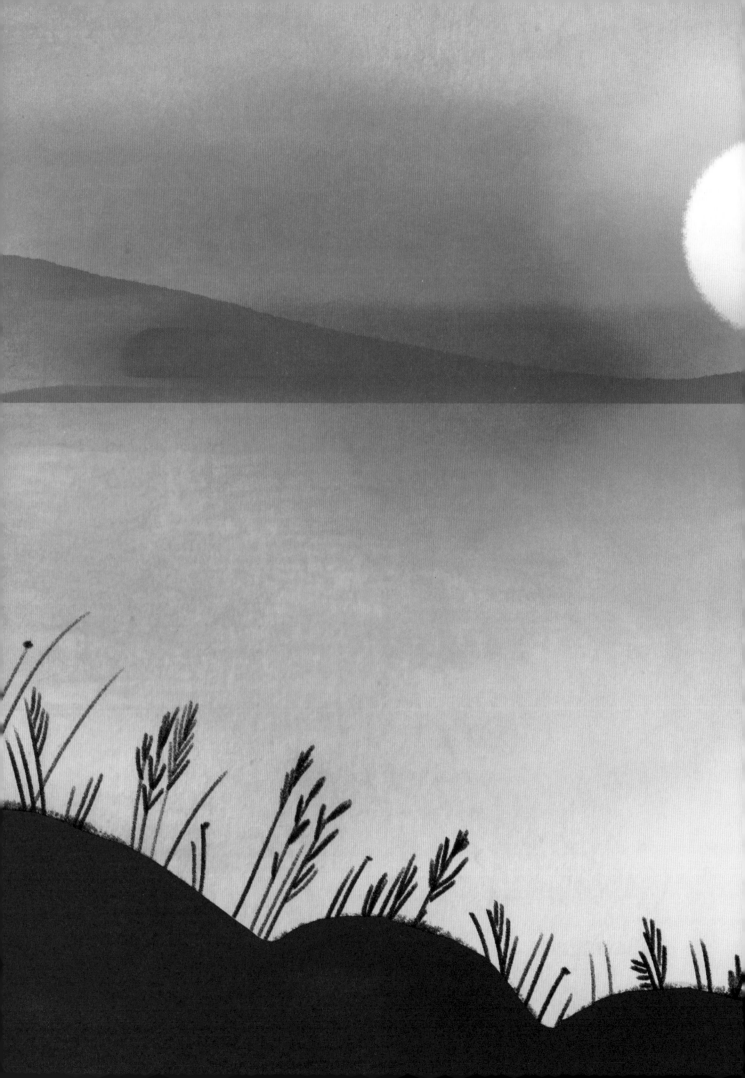

目 录

从日出到日落

窗外的世界可真精彩。看！松鼠快速地冲上了大树，瓢虫慢悠悠地爬过绿叶。太阳公公伸了个懒腰，在清晨升起，傍晚打着哈欠落下，随后夜幕降临。我们观察一下，在这些过程中，天空有什么变化呢？

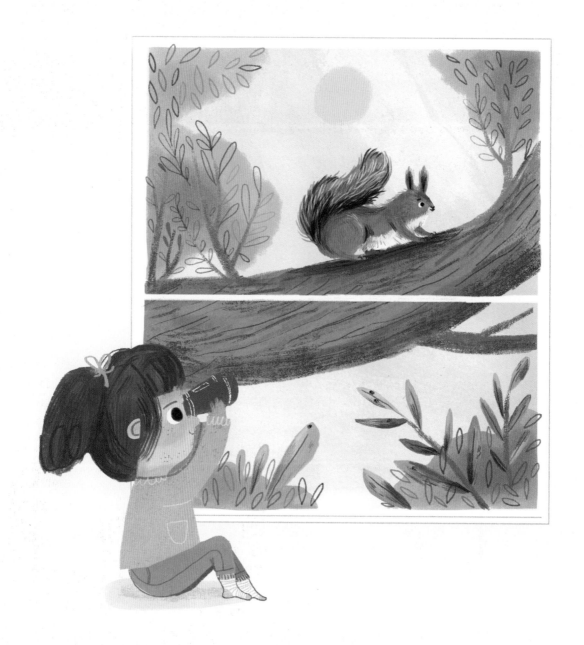

从地球上看，太阳好像一直在移动，但其实它并没有动。真正在动的是你、我，还有我们生活的地球。

地球绕着地轴旋转。地轴是地球旋转的中心轴，就像陀螺的中心轴一样，但我们看不见也摸不着它。地球转一圈要花24小时，所以一天有24个小时。

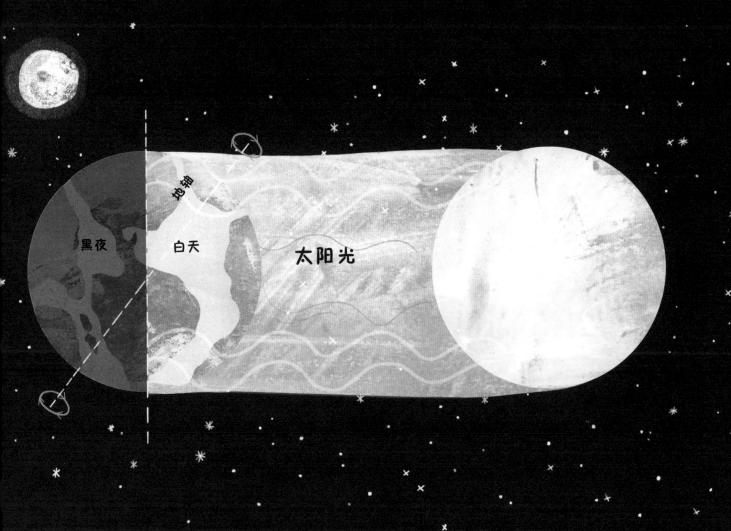

当地球不停地自己旋转时，太阳一直在原地不动。当地球上我们所在的一面朝向太阳时，阳光能照射到我们身上，这就是白天。而当我们所在的一面背向太阳时，就到了晚上。

如果你所在的一面是黑夜，那地球的另一面就是白天；如果你所在的一面是白天，那另一面就是黑夜。所以，当中国小朋友起床时，美国小朋友就该上床睡觉啦。

正因为地球是这样旋转的，所以我们看到的太阳总是从东边升起，西边落下。你可以通过观察自己的影子来判断太阳在天空中的位置高低。如果你的影子很短，那么太阳位于高空中；如果你的影子拉得很长，那么太阳就挂在低空中。

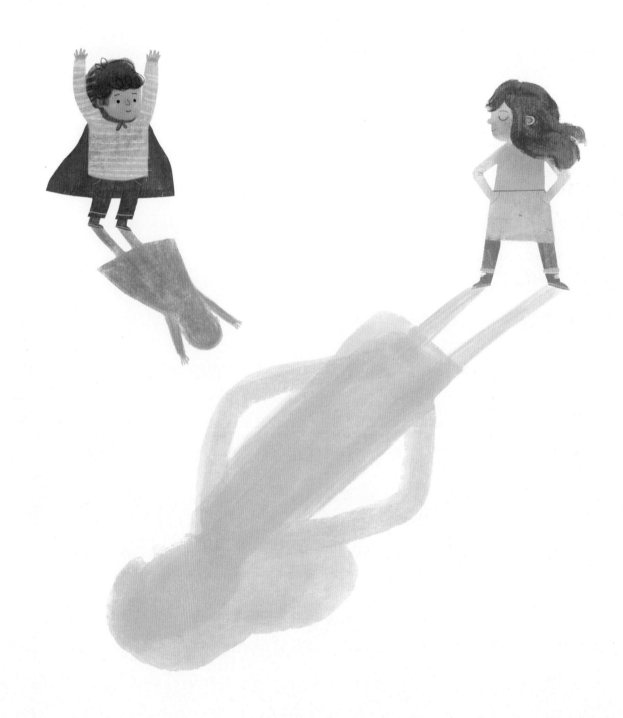

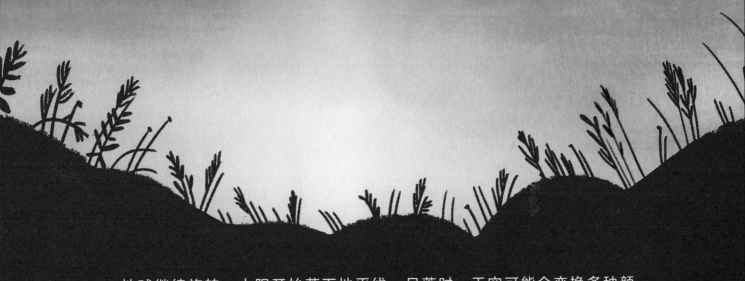

日出和日落时，阳光就像是融化的
冰棒，看起来真好吃！

地球继续旋转，太阳开始落下地平线。日落时，天空可能会变换多种颜
色：红、橙、金、粉。这是因为阳光在空气中发生了散射，不同颜色的光射向
了不同的方向。

在太阳落山之后，天黑之前，是短暂的黄昏。如果没有云的遮挡，这时我
们可以看到月亮，还可以看到星星在天空中闪烁。

随着夜幕降临，如果你留心观察，就会发现周围正在发生变化。许多花朵合上了花瓣，防止里面的花蕊被冻伤。白天难得一见的动物这时也出来活动了，比如猫头鹰会在夜晚出来捕食。这样的动物就是夜行动物，它们在夜晚活动。夏天晚上，萤火虫会飞出来寻找伴侣。它们像小火把一样发出明亮的光，吸引异性。

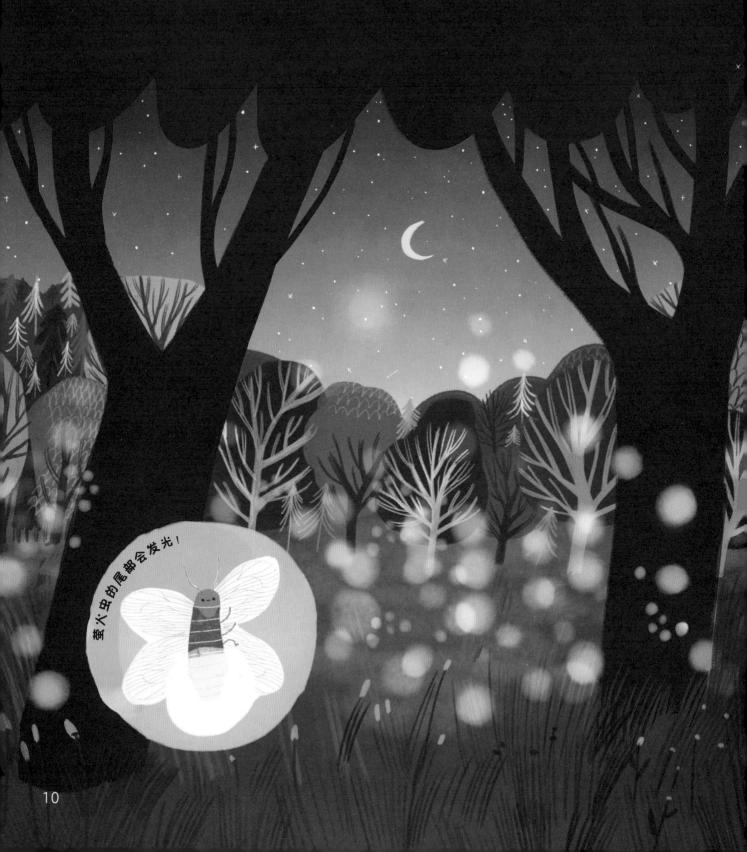

萤火虫的尾部会发光！

有些宠物也是夜行动物。这就是为什么你晚上睡觉时，仓鼠会在它的转轮上跑个不停。

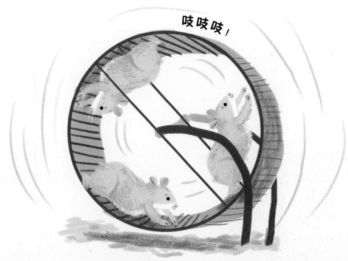

地球继续旋转。黑夜即将离去，黎明来临，夜行动物们回到巢穴中休息。星星消失不见了，太阳再次升起，花朵重新张开花瓣，鸟儿开始歌唱。在白天活动的昼行动物们从睡梦中醒来，人们也睁开眼睛。太阳叫醒了整个世界。

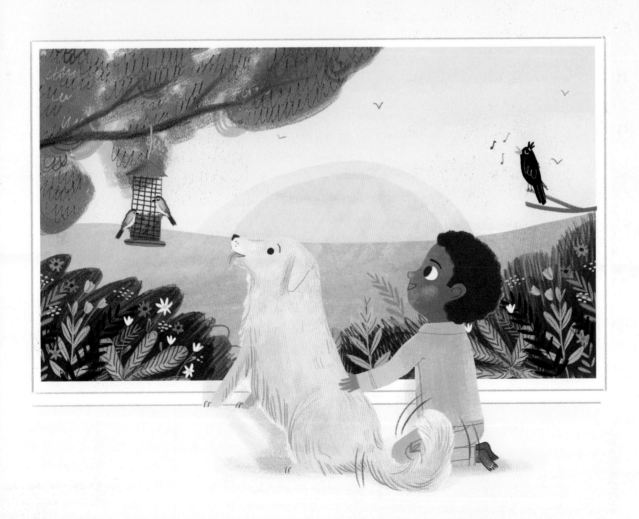

午夜的太阳

与冬天相比，夏天的太阳更早升起，更晚落下。当然，你所在的地方不同，情况也会略有差异，有可能冬天你醒来时，天空还是漆黑一片。而夏天你已经要睡觉了，可窗外还有亮光。这就像诗人罗伯特·路易斯·史蒂文森在《夏之眠》里所写的一样。

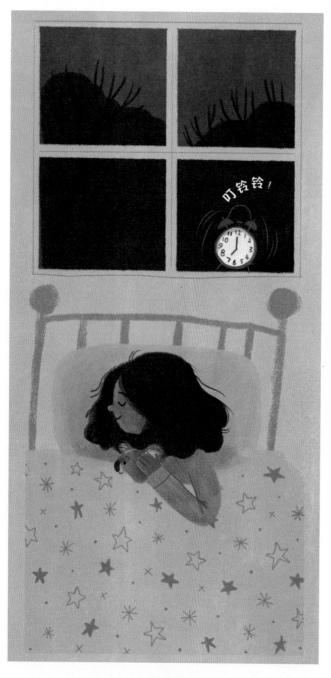

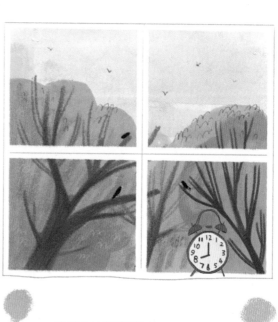

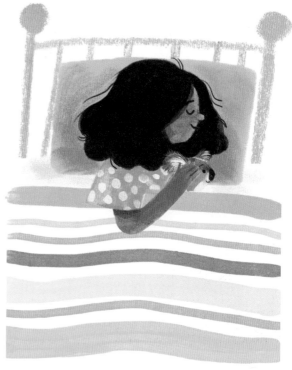

冬日里我夜里起床，

借着昏黄的烛光穿衣裳。

夏日里可不一样，

我不得不白日里就上床睡觉。

为什么在不同季节里，白天的长短会相差这么大呢？我们知道，地球在宇宙中自转，产生了黑夜与白天。但同时，地球还在沿轨道绕着太阳转动。

地球是微微倾斜的。因此，当我们所处的半球靠近太阳时，白天会更长、更暖和，这就是夏天；当我们所处的半球因倾斜而背离太阳时，白天更短、更寒冷，这就是冬天。

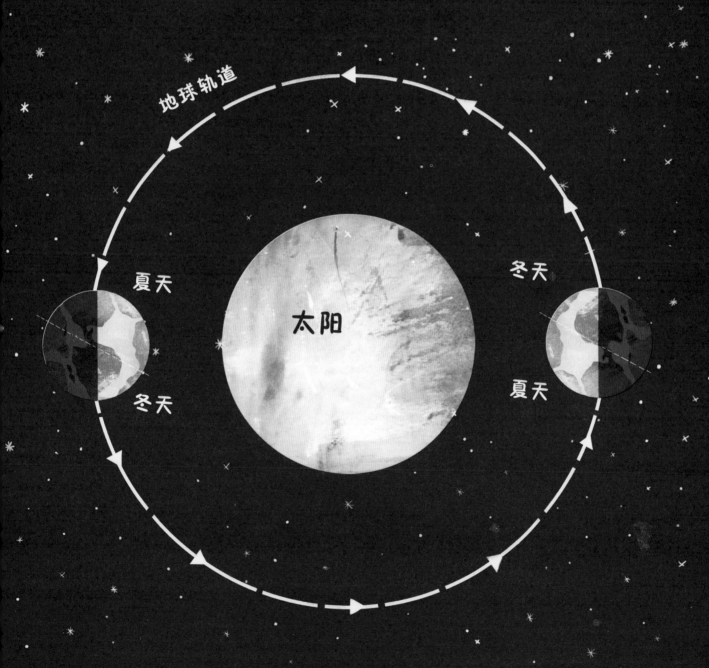

一年中白天最长，也就是阳光照射时间最长的一天，我们把它叫作夏至；一年中白天最短，也就是阳光照射时间最短的一天，我们把它叫作冬至。这两天在每年6月21日和12月21日前后。有趣的是，因为地球是倾斜的，12月21日在北半球是冬至，在南半球却是夏至！这就是为什么当澳大利亚在过夏天时，德国却在过冬天。

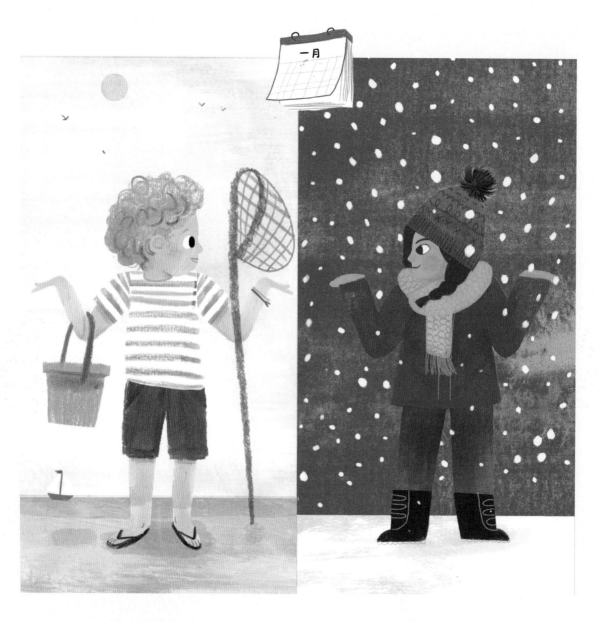

澳大利亚的1月　　　　　　　　　　德国的1月

在瑞典、挪威、冰岛和芬兰等国家，夏天阳光照射的时间很长很长。太阳一直到晚上11点才落下，甚至更晚。在非常靠北的地区，比如美国阿拉斯加州北部，太阳甚至不会落下，一整天都有阳光照射。这些地方又被叫作"极夜极昼区"。

当然，到了冬天，情况就完全不同了。在这些非常靠北的地区，太阳甚至不会升起，一整天都是黑夜。

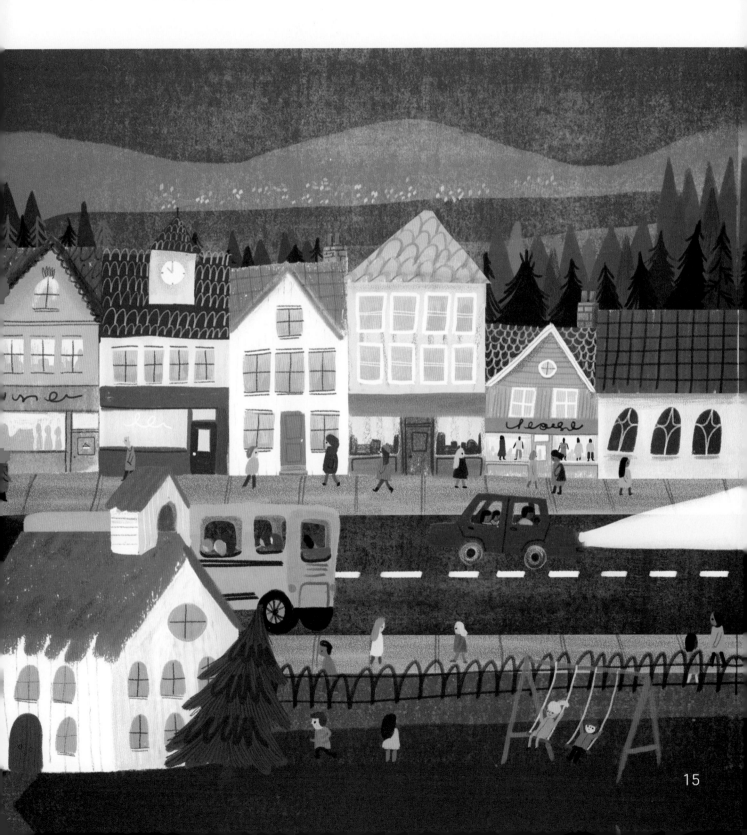

很久以前，人们就认为夏至和冬至十分特别。世界各地都会举办节日盛宴庆祝这两天。在瑞典，夏至又被称为仲夏节，是法定假日。这一天，瑞典人会戴着花冠唱歌，围着仲夏节木架跳舞。

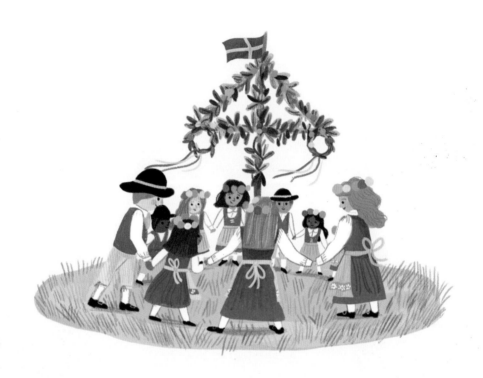

生活在北美洲的印第安祖尼族人和霍皮族人会在冬至日举行名为"索亚尔"（Soyal）的庆祝活动，祈求克奇纳神将太阳带回来。

在中国，人们会在冬至这一天吃饺子或汤圆，准备过冬。

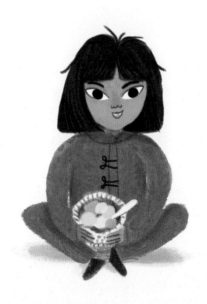

伊朗的冬至叫"耶尔达节"（Yalda）。有些人会在这天整夜不睡，迎接第二天清晨的太阳。

　　其实，还有一个世界上很多人都庆祝的节日——圣诞节，也在冬至前后！《圣经》中并没有记载耶稣的生日是哪一天。历史学家认为，最初人们将12月25日定为耶稣的生日（圣诞节），原因之一就是这一天靠近冬至这一备受人们重视的节日。

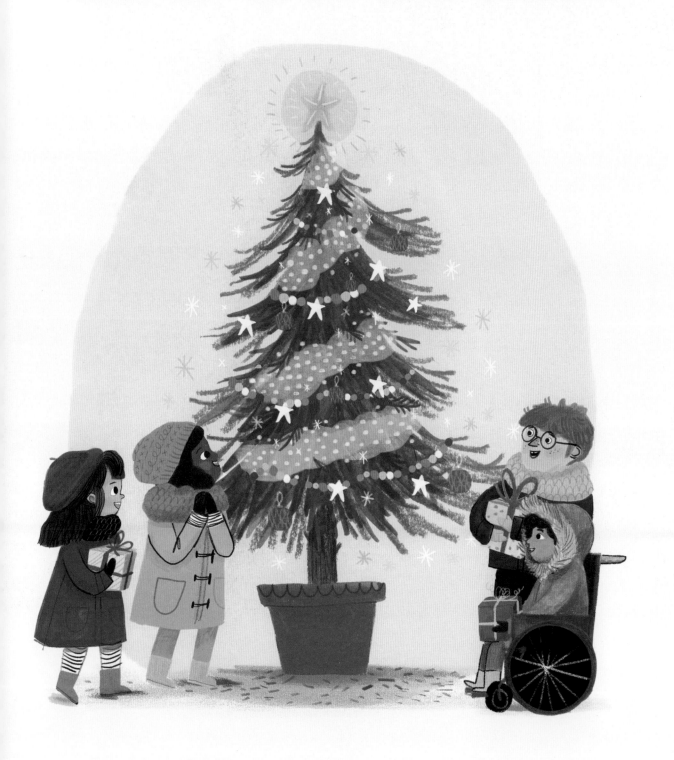

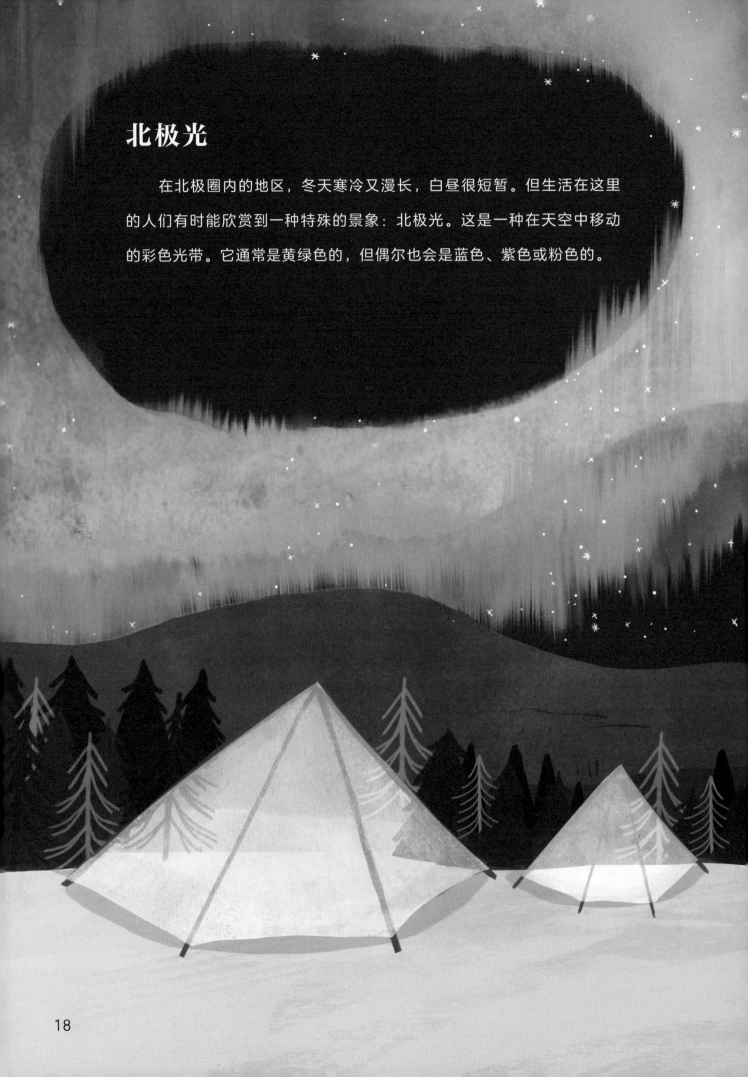

北极光

在北极圈内的地区，冬天寒冷又漫长，白昼很短暂。但生活在这里的人们有时能欣赏到一种特殊的景象：北极光。这是一种在天空中移动的彩色光带。它通常是黄绿色的，但偶尔也会是蓝色、紫色或粉色的。

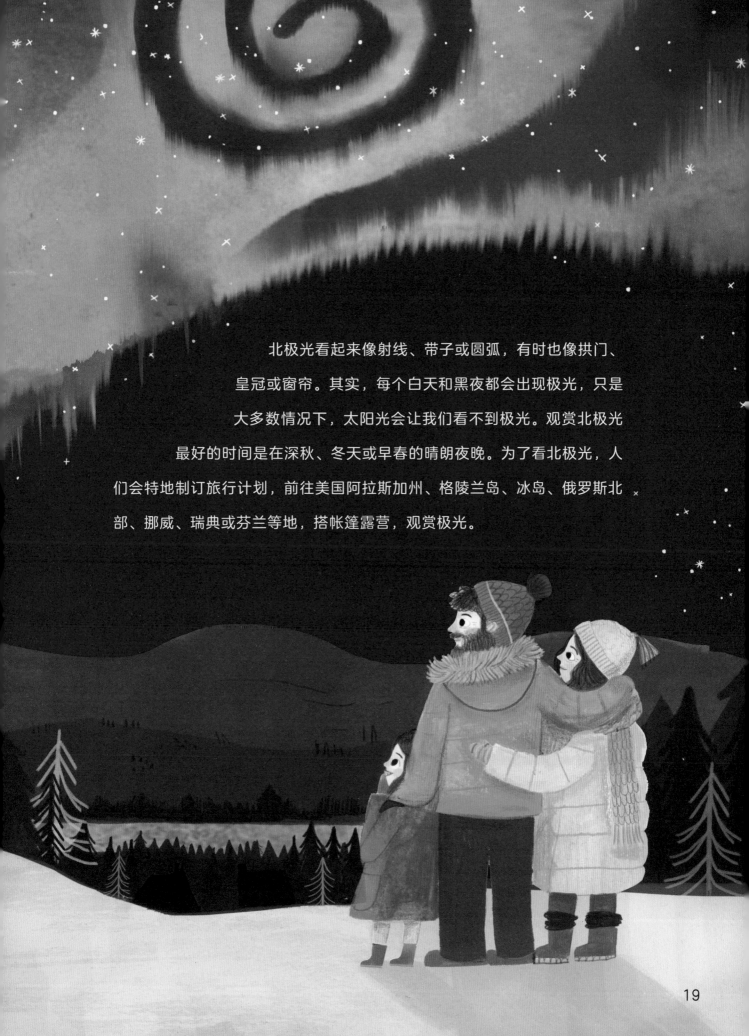

北极光看起来像射线、带子或圆弧，有时也像拱门、皇冠或窗帘。其实，每个白天和黑夜都会出现极光，只是大多数情况下，太阳光会让我们看不到极光。观赏北极光最好的时间是在深秋、冬天或早春的晴朗夜晚。为了看北极光，人们会特地制订旅行计划，前往美国阿拉斯加州、格陵兰岛、冰岛、俄罗斯北部、挪威、瑞典或芬兰等地，搭帐篷露营，观赏极光。

19

为什么会出现极光呢？因为太阳！剧烈的太阳活动产生了太阳风，太阳风带着能量穿过太空来到了地球。地球南北的两个磁极就像磁铁一样，将太阳风里的粒子吸了过去。这些粒子和地球大气层猛烈碰撞，将太阳风带的能量以光的形式释放出来，形成了北极光和南极光。

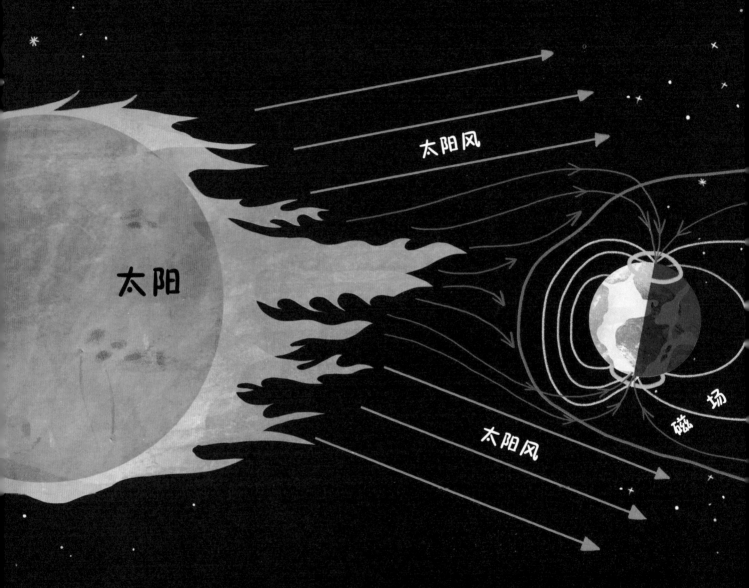

没错，南极光就是南极的"灯光秀"。南极光和北极光同时出现，它们就像是一个人和镜子中的自己一样。

有些人说他们曾经听到过极光的声音。他们说，在极光变幻时，天空会发出沙沙声或噼啪声。极光到底是如何发出声音的，这仍然是个未解之谜。

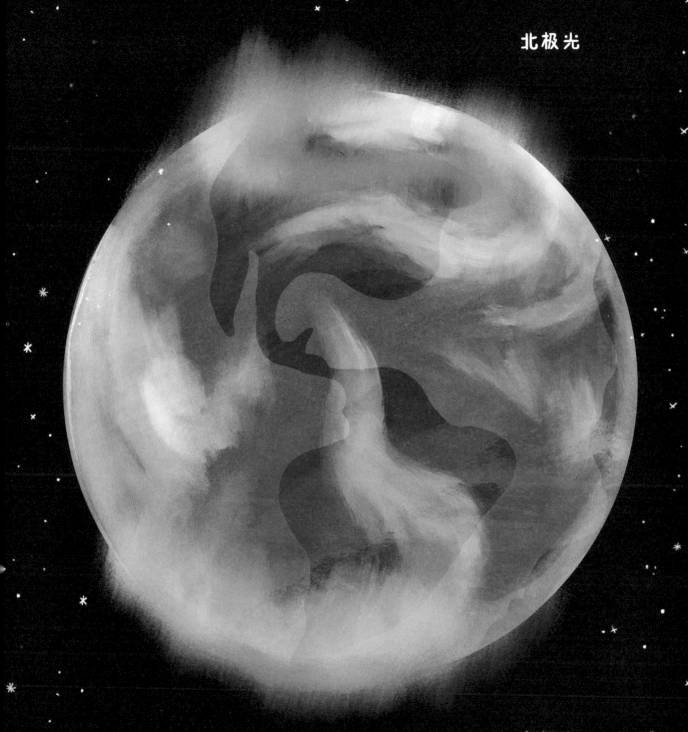

北极光

南极光

不只地球有极光现象，木星、土星、天王星和海王星也有。感谢太阳，是它让地球和太阳系的其他行星在黑夜拥有美丽的"灯光秀"。

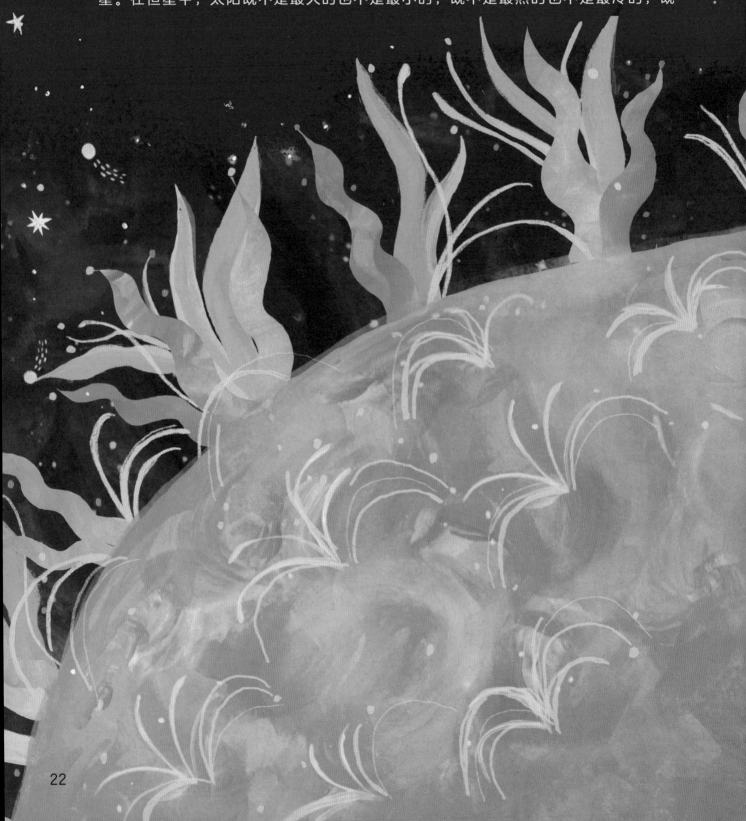

探访恒星

　　夜空中挂满了星星。从地球上看，天上的星星都差不多——小小的，发着白光，不停闪烁。但是，如果我们飞到宇宙中，在近处看星星，你会发现它们完全不同！

　　我们探访星星的第一站是太阳。没错，太阳也是一颗再普通不过的星星，它属于恒星。在恒星中，太阳既不是最大的也不是最小的，既不是最热的也不是最冷的，既不是最古老的也不是最年轻的。它已经存在了大约50亿年，还会继续存在50亿年左右。所以，你现在还不用担心太阳会消失啦！我们在很多方面都需要太阳，我们需要它的光、热和能量。

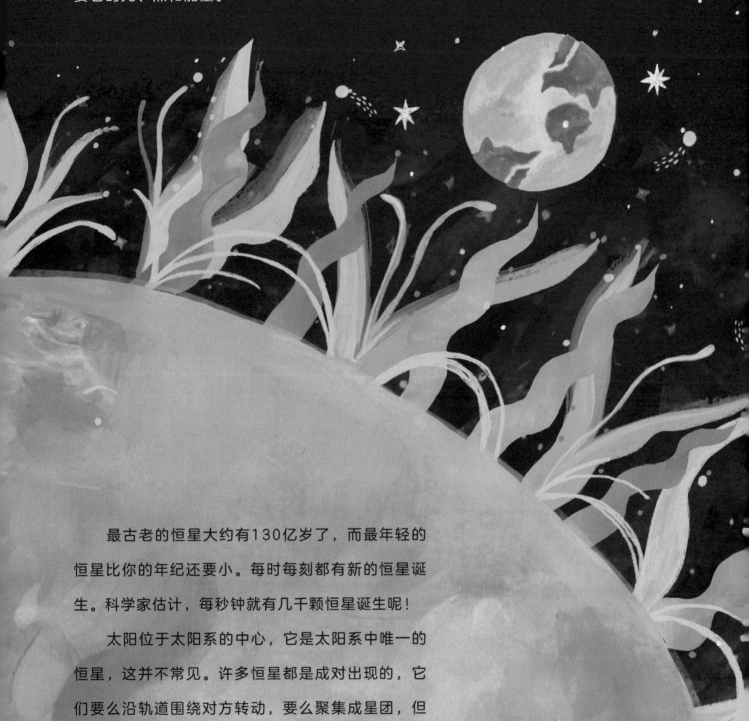

最古老的恒星大约有130亿岁了，而最年轻的恒星比你的年纪还要小。每时每刻都有新的恒星诞生。科学家估计，每秒钟就有几千颗恒星诞生呢！

太阳位于太阳系的中心，它是太阳系中唯一的恒星，这并不常见。许多恒星都是成对出现的，它们要么沿轨道围绕对方转动，要么聚集成星团，但我们的太阳却是一颗孤独的恒星。

夜空中的恒星看起来都是白色的，但它们其实发着不同颜色的光。我们通常觉得蓝色代表冷，红色代表热。但是，温度最高的恒星却是蓝色的，而温度最低的恒星是红色的。

我们的太阳是一种叫作黄矮星的恒星。还有一种恒星叫白矮星，体积比地球还小，一些恒星走到了生命的尽头就可能变成白矮星。还有些恒星属于巨星，甚至是超巨星！它们的体积是太阳的数百倍呢。

参宿四

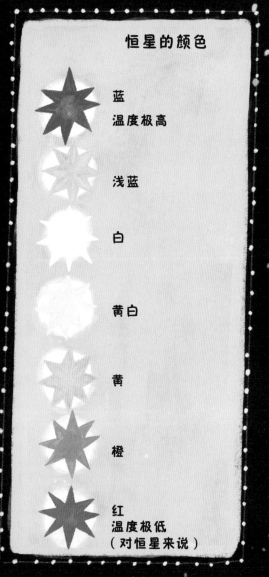

恒星的颜色

蓝
温度极高

浅蓝

白

黄白

黄

橙

红
温度极低
（对恒星来说）

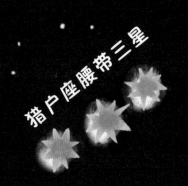
猎户座腰带三星

猎户座星云

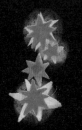
参宿七

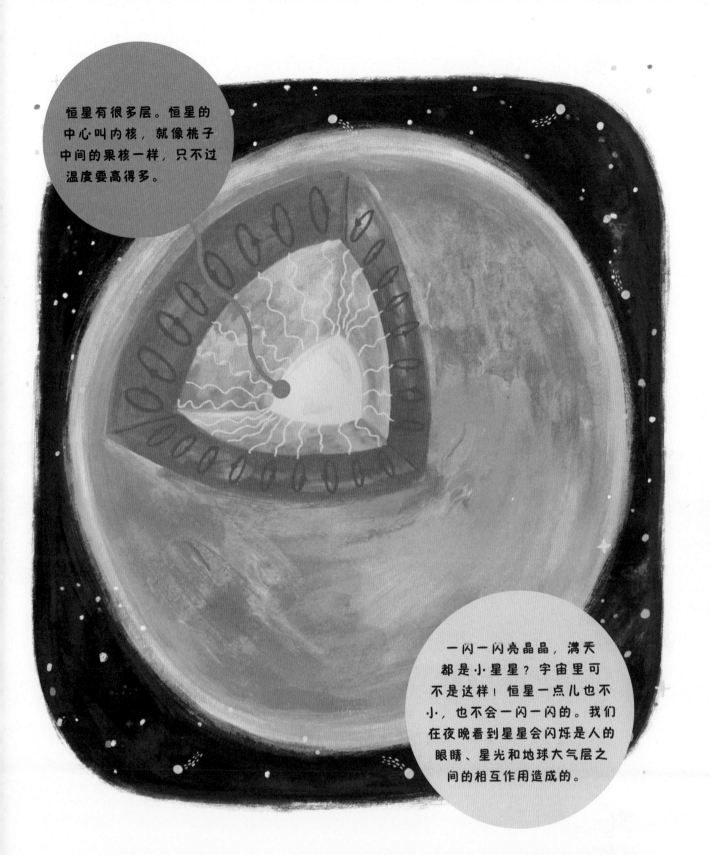

恒星有很多层。恒星的中心叫内核，就像桃子中间的果核一样，只不过温度要高得多。

一闪一闪亮晶晶，满天都是小星星？宇宙里可不是这样！恒星一点儿也不小，也不会一闪一闪的。我们在夜晚看到星星会闪烁是人的眼睛、星光和地球大气层之间的相互作用造成的。

　　我们无法在恒星上行走，因为恒星不像地球的地面一样坚硬。恒星是由气体组成的，这些气体就像我们周围看不见摸不着的空气一样。不同的是，这些气体正在剧烈燃烧，这也是为什么恒星的温度这么高！其实，恒星就是一个巨大的燃烧着的气体球。

就像我们会成长一样，恒星也会随着时间变化。它们可能会变成巨星，可能会爆炸。爆炸后的碎片划过黑暗的太空，又会形成新的恒星和行星：这些碎片是堆砌宇宙的砖块。恒星甚至还可能变成黑洞。黑洞的引力非常强大，可以吸走周围的任何事物。

恒星的生命周期

一般恒星

星际云

大质量恒星

红巨星

红超巨星

恒星温度升高，内核变小，其余部分变大。这是一颗红巨星。

恒星成长为红超巨星。

行星状星云

超新星

恒星的外层物质脱离后，飘浮在宇宙中。这是行星状星云。

它的内核可能会缩小，然后发生爆炸，这就是超新星！

白矮星

有时超新星爆炸后，它的内核仍然存在，形成了密度很大的中子星。超新星的内核还可能形成黑洞，什么都逃不过黑洞的引力，光也不行！

恒星体积缩小，变成白矮星。

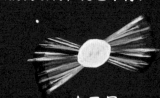

中子星

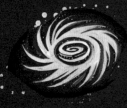

黑洞

除太阳外，离地球最近的恒星是哪一颗？是半人马座阿尔法星。它和太阳、地球一样，也位于银河系中。除了这两颗恒星，银河系里还有数千亿颗恒星，而银河系只是宇宙中许许多多的星系之一。

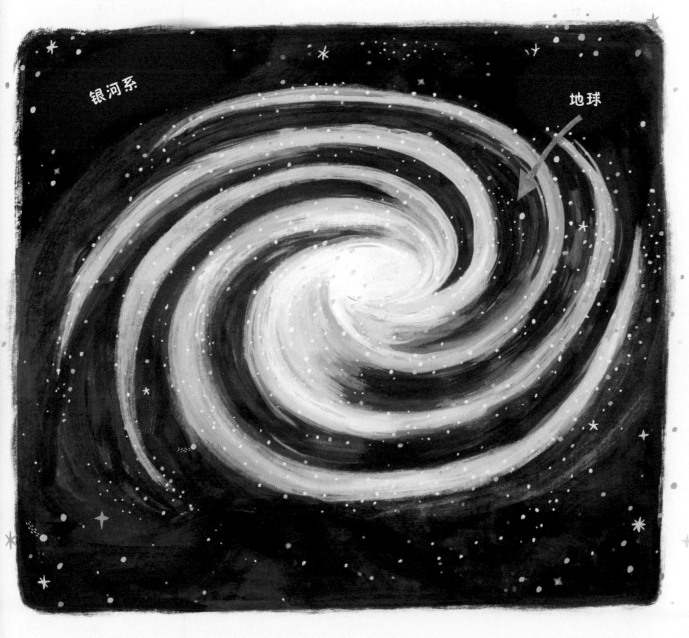

宇宙包含了一切：所有恒星、行星、卫星、星际空间、星系、你、我等一切物质，甚至还包含时间。宇宙每时每刻都在变化和成长。年老的恒星不断消亡，新的恒星不断诞生。除了太阳，其他恒星都离我们十分遥远。正因如此，它们发出的光需要很多年才能到达地球。而太阳发出的光只需要8分20秒就能照射到我们身上。能拥有一颗这么近的恒星，我们可真幸运！

仰望星空

随着时间的推移，我们观测宇宙的本领越来越强。几千年前，甚至就在几百年前，人们所了解的宇宙还只是肉眼能看到的范围——太阳、月亮、一两颗行星，还有其他恒星。

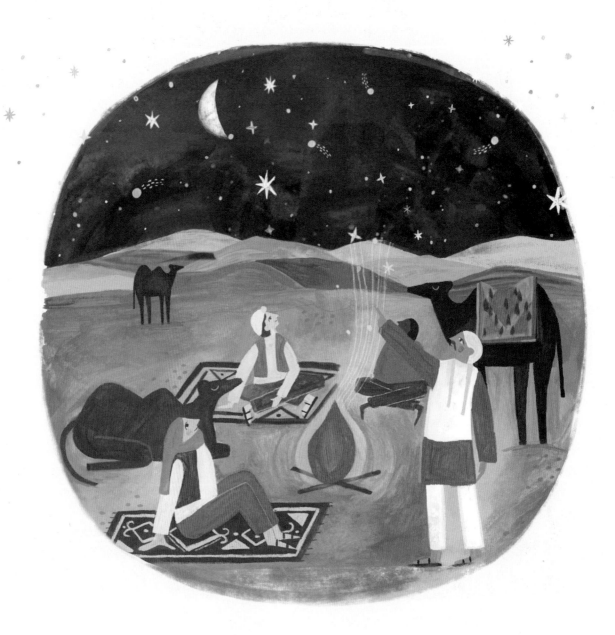

后来，人们找到了观测星空的新办法。望远镜就是一项非常棒的发明。望远镜利用镜子和凸透镜聚焦光线，让遥远的事物看起来就在眼前。当人们透过望远镜，看到夜空中从来没看到过的事物时，一定非常惊讶吧！

17世纪早期，荷兰出现了世界上第一台望远镜。后来，意大利科学家伽利略制造了一台更厉害的望远镜。伽利略把望远镜的镜头转向了夜空，发现了各种各样的事物。他发现，星星的数量比人们肉眼能看到的要多得多。当时的人们一直认为地球是宇宙的中心，但伽利略通过观测发现地球在绕着太阳转动，并不是宇宙中心。这让人们对地球在宇宙中的位置有了新的认识。

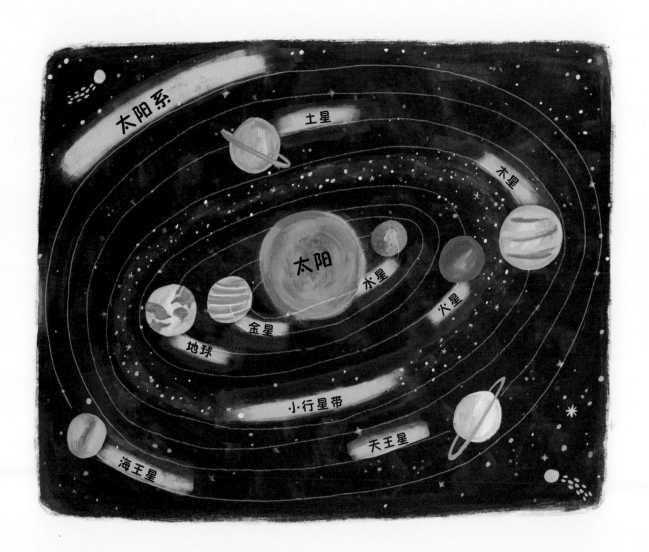

但在当时，人们不愿意相信伽利略，因为罗马天主教坚信地球才是宇宙中心，而他的发现和罗马天主教的观点正好相反。尽管如此，伽利略的理论还是传遍了整个欧洲，也为之后数百年的天文研究奠定了基础。

在伽利略之后的时代，望远镜的性能变得越来越好，体积也越来越大！最大的望远镜一般都设在天文台，天文台是专门进行天象观测和天文学研究的机构，它研究彗星、行星、恒星等太空里的一切事物。天文台通常建在离城市很远的地方，因为在城市里，路灯和汽车会发出太多的光，写字楼等建筑物中也有很多光源。要想更好地观察星星，就应该到夜晚漆黑一片、夜空清朗的地方。

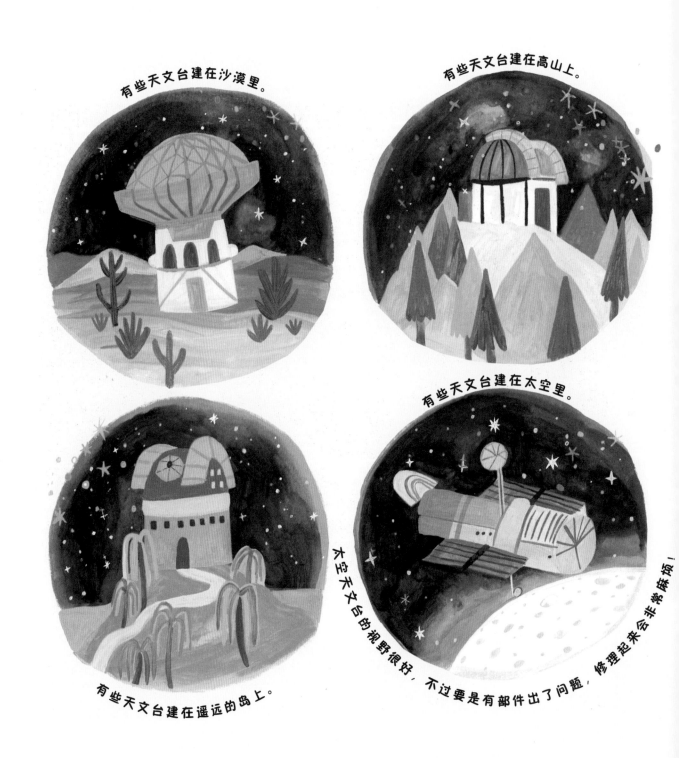

有些天文台建在沙漠里。

有些天文台建在高山上。

有些天文台建在遥远的岛上。

有些天文台建在太空里。

太空天文台的视野很好，不过要是有部件出了问题，修理起来会非常麻烦！

如果你去天文台参观，可能会见到在那里工作的科学家。我们把研究星星和太空的科学家叫作天文学家。

伽利略、牛顿、爱因斯坦、霍金这些著名的科学家在天文学上有许多开创性的研究成果，这使我们对宇宙的认识更加深入。但是，他们也没法解开所有的谜团。宇宙中还藏着很多秘密，天文学家正努力去解开它们呢。

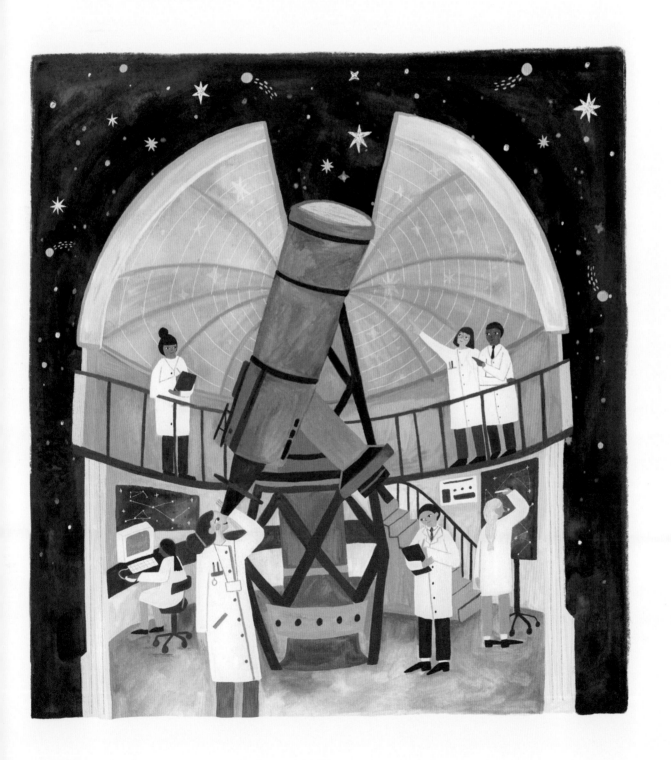

星星的故事

很久以前，当人们仰望夜空时，他们发现天上的星星可以组成各种不同的图案。他们将这些图案想象成一些人们熟悉的事物，比如动物、神、英雄人物。这些由星星组成的图案叫作星座。大约100年前，一群科学家聚到一起，共同确定了88个通用的

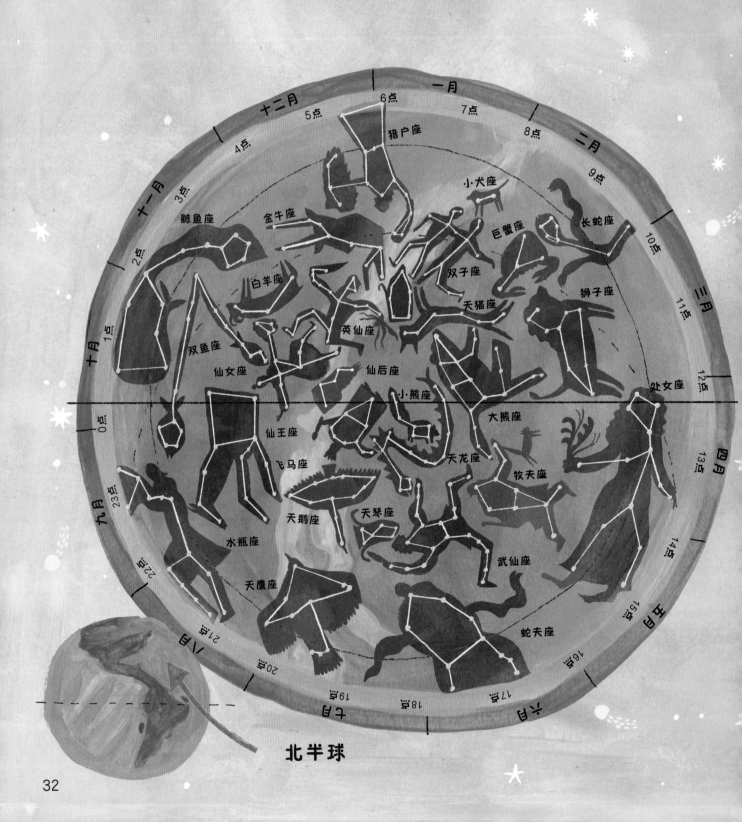

北半球

星座，这样人们就可以用同样的方式描述星星了。我们能在夜空中看到什么星星取决于两件事：在一年的什么时间观察，以及在地球上的哪个位置观察。我们在地球的北半球和南半球看到的星星是不同的。

南半球

猎户座是在南北半球都能看到的星座。

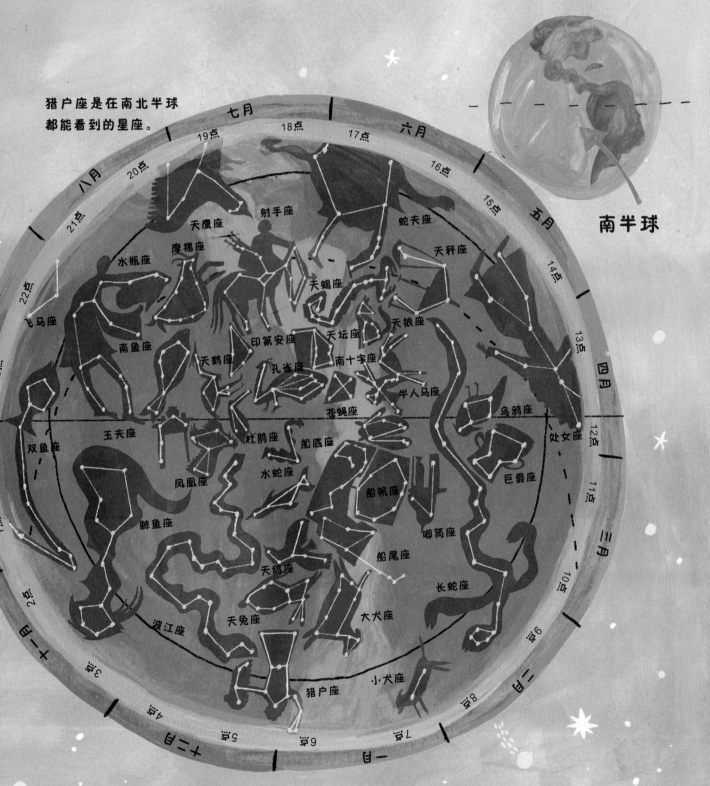

过去的人们仰望星空，创造了很多关于这些星座的故事。古希腊人用神话中的人物命名星座，比如，他们用一匹会飞的马命名飞马座，用一位举着棍棒和盾牌的猎人命名猎户座。狮子座的名字源于一只神话中的狮子，它死于赫拉克勒斯之手。赫拉克勒斯是古希腊最著名的英雄之一，被用于命名武仙座。直到今天，这些名字仍然在使用。

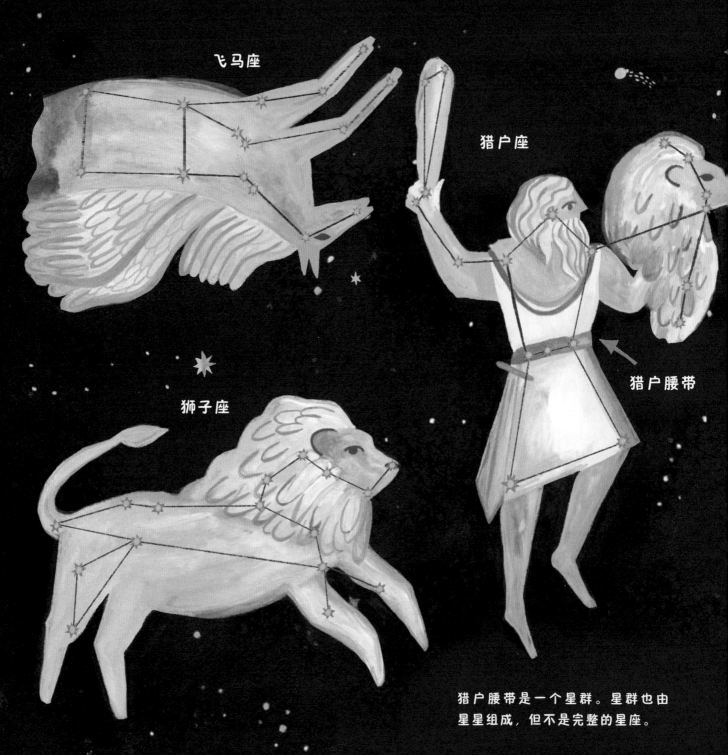

飞马座

猎户座

猎户腰带

狮子座

猎户腰带是一个星群。星群也由星星组成，但不是完整的星座。

南非人也在星星的组合中看出了动物的
图案。比如，他们将南十字座的星星看成四只
长颈鹿。

他们将猎户腰带这一星群想
象成三匹斑马正在飞奔着逃离猎
人的追捕。

在南半球，古老的澳大利亚原住民将银河系里的暗星云看作一只巨大的飘浮的鸸
鹋，它正追赶着一只叫作布尼亚的负鼠，而这只负鼠爬上树，躲了起来。

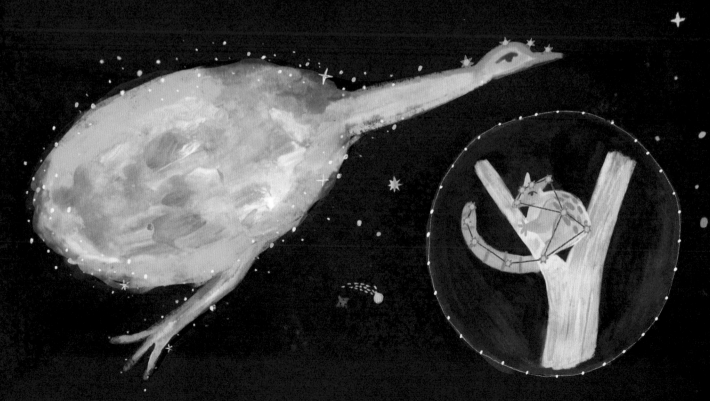

这些星座的故事代代相传，让神秘的夜空有了意义。

如果你想自己寻找星座，可以在晴朗的夜晚观察星空。以下是观察星星的建议，需要帮忙时记得找大人哦。

　　★等天黑之后，到远离灯光的地方去，让你的眼睛慢慢适应黑暗。

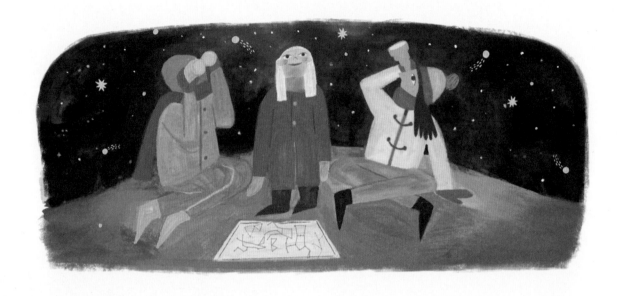

　　★到高处去。有时高的建筑物会遮住一部分天空。你站的位置越高，视野就会越好。

　　★提前确认天气情况。晴朗的夜空更适合观察星星。不要选择在雨雪天观察，因为云会挡住夜空。

　　★制作一个红光手电筒。用红色的纸包住手电筒发光的一端，再用橡皮筋绑住。红光手电筒可以用来在黑暗中照明，同时它的光也不会影响你看星星。

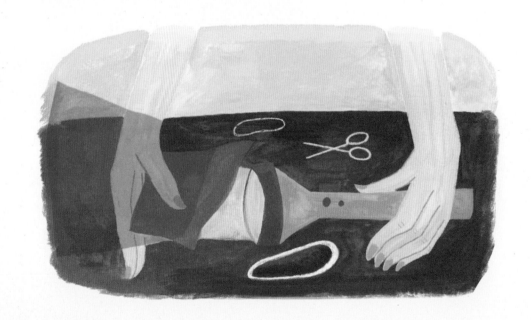

★把自己裹得暖暖的！寒冷、晴朗的冬日夜晚最适合观察星星了。

★不要选在满月时观察星星。因为这时的月光很亮，你很难看到星星，等到出现月牙的时候再去吧。

★准备一份星座图。星座图就是一份星的地图，它标出了星星的位置。通过星座图，你就能知道自己看到的是什么星星。你可以在书里找到星座图，把它打印出来，还可以在手机上下载相关的软件——但得先经过大人同意哦。

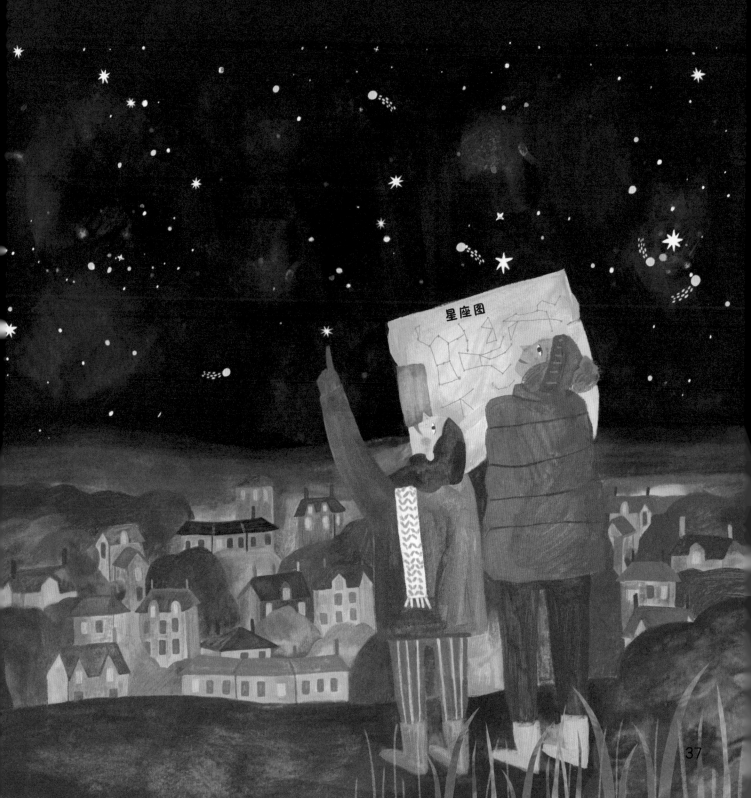

看，月亮

你在夜晚发现了窗帘外银色的光吗？拉开窗帘，你可能会看到一轮满月。这是夜空中最亮的物体了。月球几乎和地球一样古老。

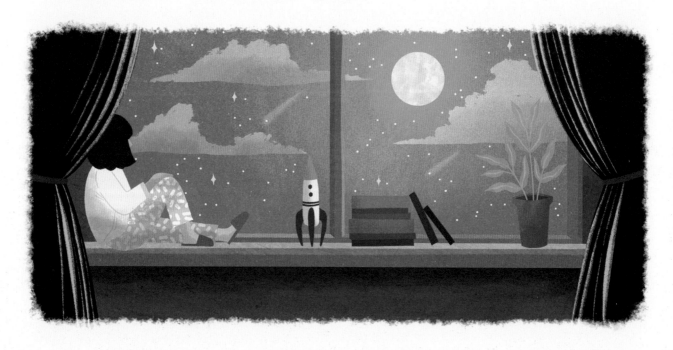

地球有4个月球那么大。如果我们把地球想象成一个足球，那么月球大概就只有网球那么大。月球诞生在太阳系早期，那时地球还很年轻。

天文学家认为，45亿年前，地球和一颗叫忒伊亚的行星相撞了……

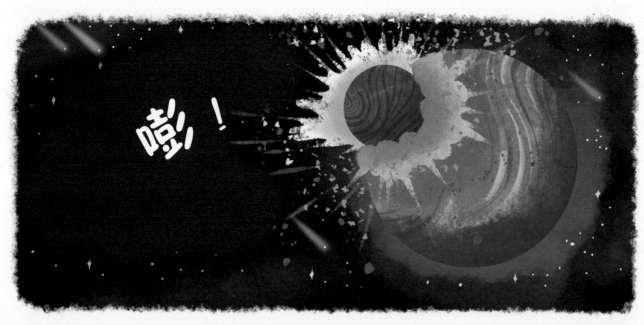

在猛烈的碰撞后，地球和忒伊亚合而为一，形成了一个星球，并产生了一大团尘埃、气体和岩石，随后开始冷却……

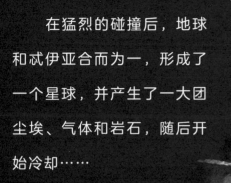

噼里啪啦！

啪！

这一大团尘埃、气体和岩石绕着年轻的地球快速地旋转。

它们旋转时，碎片相互碰撞并结合在一起，形成了最初的月球。月球逐渐硬化，变成一个小小的岩石星球。

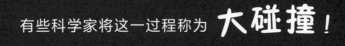

有些科学家将这一过程称为**大碰撞**！

从地球上看，月球就像一块大理石一样光滑又圆润。但如果在晴朗的夜晚仔细观察，你会发现月球表面有太空岩石撞击的痕迹，这些痕迹大多数是数十亿年前留下的。这些撞击使月球表面形成了巨大的山脉和名为环形山的凹坑。

月球上较暗的部分叫月海。天文学家曾以为这是月球上有水存在过的痕迹，后来水干涸了。但现在他们知道并不是这样。在42亿至12亿年前，月球还年轻的时候，月球上炙热的火山喷发出了岩浆，也就是温度极高的液态岩石。这些岩浆冷却后就形成了月海。

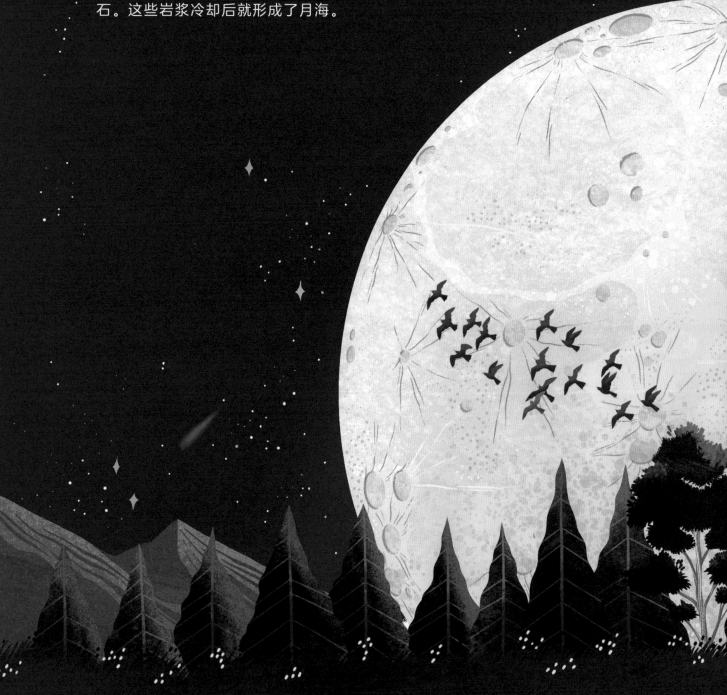

除了山脉和环形山，月球上没有太多其他东西。要是你想在月球上寻找树木、流水甚至只是云，那就趁早放弃吧。也许在月球的南北极，你能在环形山里找到极少量的远古冰块，除此之外就没什么了。从近处看，月球表面覆盖着一层粉末状的东西，它们是古老的尘土和岩石，被称为月壤。

夜晚，月球的温度低到超乎你的想象。但当被太阳照射的时候，月球表面又会变得滚烫，温度高达120摄氏度，比沸水还烫。月球上没有空气，所以宇航员需要穿上特殊的衣服才能在月球上行走。

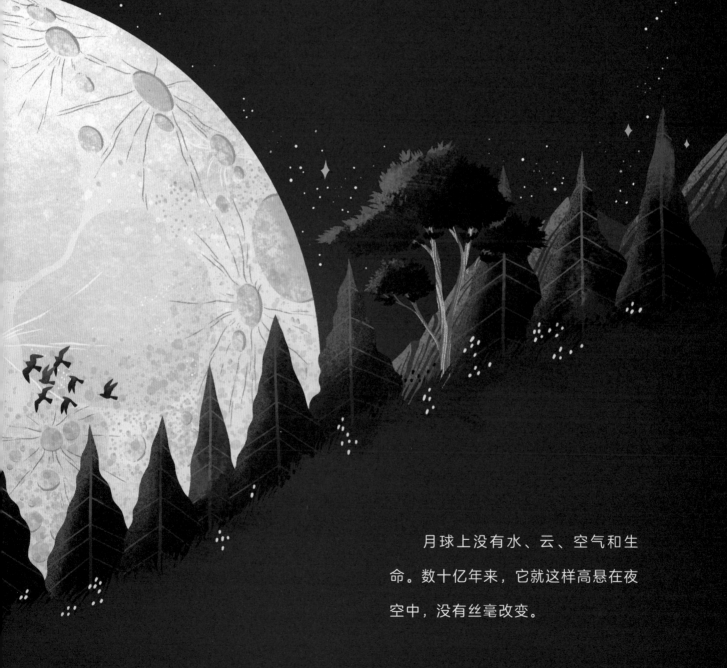

月球上没有水、云、空气和生命。数十亿年来，它就这样高悬在夜空中，没有丝毫改变。

在地球上，我们只能看见月球的一面。因为这一面朝向我们，所以我们把它叫作"近端"（月球正面）。而我们把看不见的月球另一面叫作"远端"（月球背面）。月球的近端和远端之间有一条分界线。这条线的名字有点可怕，叫作"终结者"。

太阳

地球

月球

终结者

虽然月球在夜空中非常明亮，但它本身不会发光，我们看到的月光其实是它反射的太阳光。

月球以非常缓慢的速度在太空中旋转，大约27天才自转一圈。也就是说，月球上的一天相当于地球上的27天！月球自转的同时也在沿着轨道绕地球旋转。月球沿轨道绕地球转一圈也需要大约27天。

你有没有注意到，月亮每天的形状都有点不一样？有时候它像一枚银色的硬币，有时候又像一根发光的香蕉！这实际上是光的小把戏。当月球绕着地球转动时，太阳光会照亮月球的不同部分，被照亮的部分每天都会变化一点点。我们把能被看到的月亮的形状叫月相。

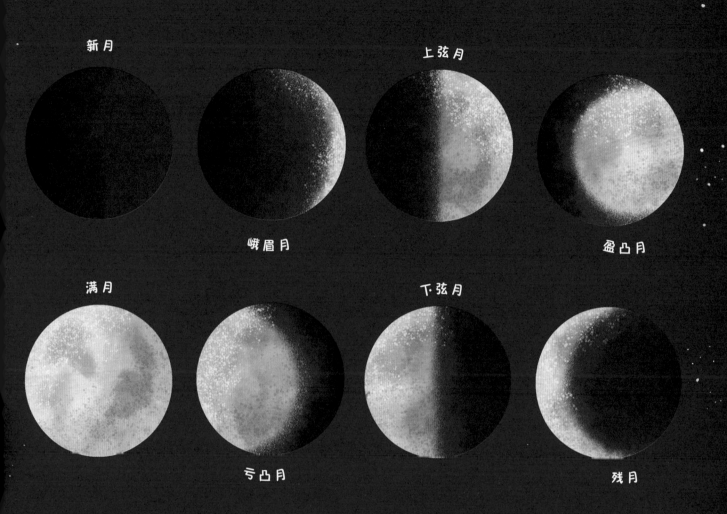

当太阳照亮整个月球的背面时，朝向我们的正面就是黑暗的，这时是新月。当月亮看起来像一根发光的香蕉时，是峨眉月或者残月。

当朝向我们的这面有一半被照亮时，就是弦月；当朝向我们的这面有超过一半被照亮时，就是凸月。如果月亮看起来在变大，这个过程就叫月亮渐盈；如果月亮看起来在变小，就叫月亮渐亏。

当整个正面都被太阳照亮的时候，就出现了满月。

你今晚看到的是哪一种月相呢？

飞上月亮

大约400年前，在意大利的帕多瓦市，有一个叫伽利略·伽利雷的人。他喜欢数学，是帕多瓦大学的教授。在空闲时间里，他会研究月球和夜空。

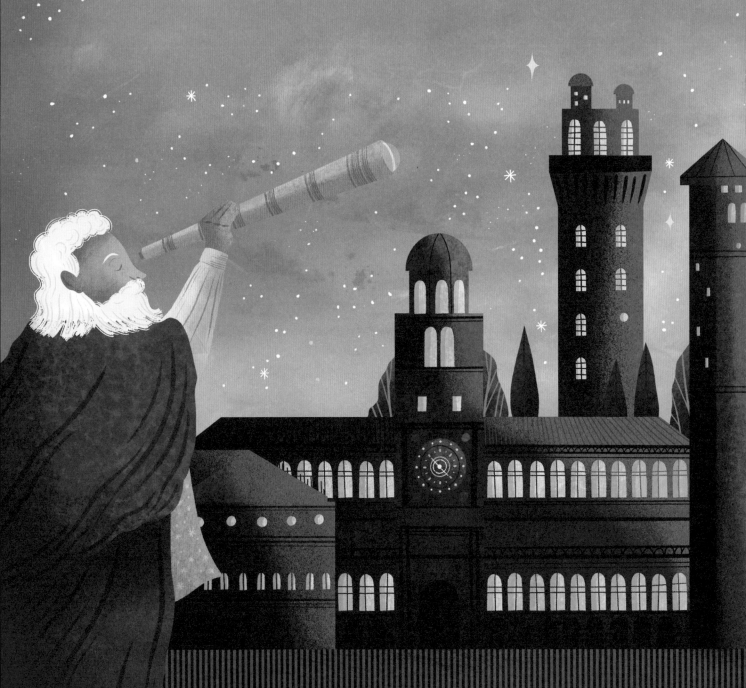

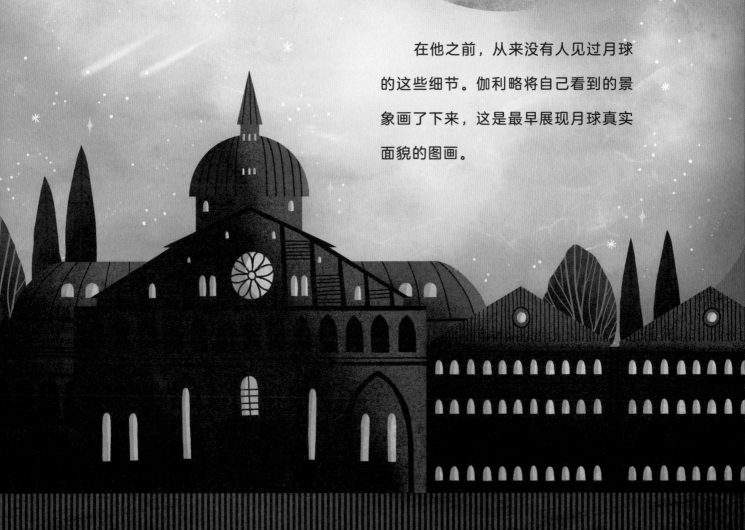

1609年秋天的某个晚上，伽利略用自己改进的望远镜观察月球。他被自己看到的景象惊呆了！当时的人们都认为月球是光滑的，但伽利略看到月球上有山脉和凹坑！

在他之前，从来没有人见过月球的这些细节。伽利略将自己看到的景象画了下来，这是最早展现月球真实面貌的图画。

在伽利略用望远镜观察月球后，又过了300年左右，一个名叫罗伯特·戈达德的人突发奇想，他想要将火箭和人类送入太空。当时许多人都认为戈达德疯了，毕竟从没有人去过太空啊！

戈达德是一位卓越的发明家，他发明了世界上第一枚液体火箭，并在1926年成功发射。尽管他的火箭并没有到达太空，也没有搭载人类，但还是给了其他发明家很大的启发。

在随后的许多年中，很多火箭进入了太空，但没有一枚是载人的。直到1961年，苏联宇航员尤里·加加林乘坐"东方一号"宇宙飞船围绕地球飞行，首次实现载人火箭进入太空。8年后，人类又首次成功登上月球。

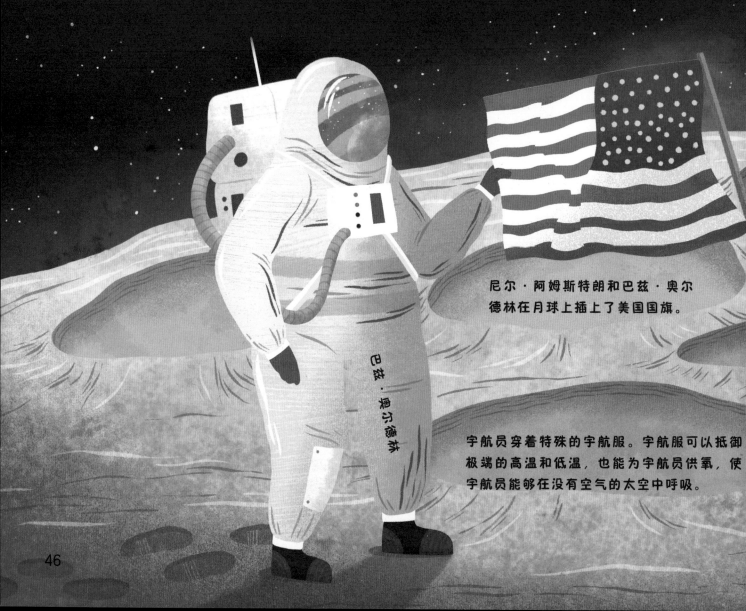

尼尔·阿姆斯特朗和巴兹·奥尔德林在月球上插上了美国国旗。

巴兹·奥尔德林

宇航员穿着特殊的宇航服。宇航服可以抵御极端的高温和低温，也能为宇航员供氧，使宇航员能够在没有空气的太空中呼吸。

1969年7月，美国"阿波罗11号"宇宙飞船冲进了太空。飞船上有3名宇航员：尼尔·阿姆斯特朗、巴兹·奥尔德林，还有迈克尔·科林斯。阿姆斯特朗成为第一个登上月球的人，紧接着是奥尔德林。（科林斯留在了绕月的轨道上）这样看来，戈达德想要将人类送入太空的想法一点儿也不疯狂啊！

真美啊！

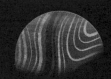

"鹰"着陆了！

登月舱将阿姆斯特朗和奥尔德林带到了月球表面。宇航员将这个登月舱命名为"鹰"。

宇航员的靴子在月球上留下了清晰的脚印，脚印现在还留在那儿。

尼尔·阿姆斯特朗

迄今为止，只有12名宇航员踏上过月球，但是进入太空的宇航员却有很多。有些宇航员甚至在太空里的空间站中度过了很多天。在国际空间站，通常会有6名宇航员常驻。这些宇航员在空间站沿着轨道绕地球旋转的时候开展重要的实验，然后将结果发送给地球上的科学家。

2018年，中国的"嫦娥四号"月球探测器发射升空，它是第一个在月球背面着陆的探测器。"嫦娥四号"传回来一些令人震撼的照片，照片上是月球表面的一个巨型陨石坑，而这个陨石坑是整个太阳系最大的陨石坑之一。

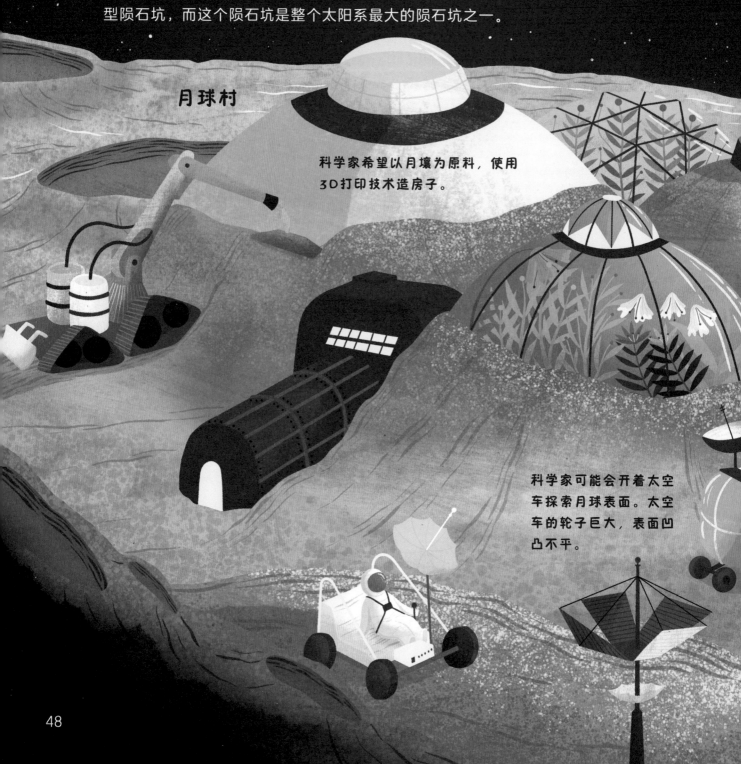

月球村

科学家希望以月壤为原料，使用3D打印技术造房子。

科学家可能会开着太空车探索月球表面。太空车的轮子巨大，表面凹凸不平。

要不了多久，人类又会发射火箭前往月球。科学家和宇航员已经在讨论建造"月球基地"的可能性。如果我们在月球上造出永久建筑，科学家就能在里面做实验，宇航员也能将它作为探索其他行星时的基地。要完成这些目标，还有很多漫长的旅程等待着我们——光是从月球飞往火星就需要差不多9个月！想象一下，住在月球上会是什么样的呢？谁知道呢，也许月球基地会是下面这样的。

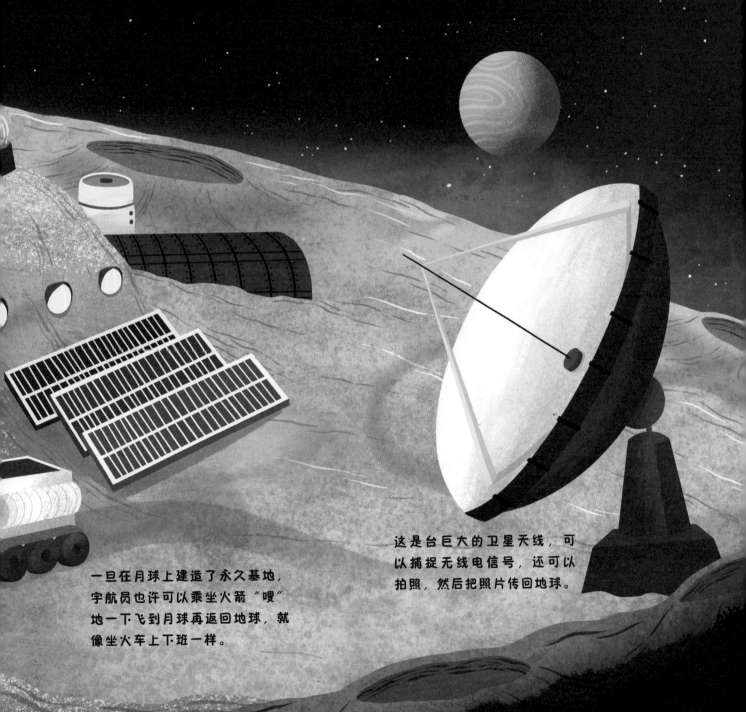

一旦在月球上建造了永久基地，宇航员也许可以乘坐火箭"嗖"地一下飞到月球再返回地球，就像坐火车上下班一样。

这是台巨大的卫星天线，可以捕捉无线电信号，还可以拍照，然后把照片传回地球。

月亮的秘密

为什么人们对月亮如此着迷？因为月亮看上去神秘莫测，它总是在变化，有时还会发出红色的光呢。

太阳

每年我们大约会看到两次与月亮有关的奇观。当地球、月球和太阳排成一条线时，地球会挡住太阳光，并在月球上留下又长又黑的影子。这就是月食。月食出现时，月亮有时看起来是红色的，被称为血月。

古时候，人们觉得月亮非常神奇。他们不知道月亮是从哪儿来的，也不清楚月亮上有没有生命存在。当月食发生的时候，月亮会变暗、变红，人们对此感到很害怕，不知道将发生什么。于是，他们创作了故事来解释这种奇怪的现象，这些故事也流传了下来。

地球

月球

当地球挡住太阳光时，月亮看起来是血红色的！

月亮上的影子
地球在太阳和月球之间渐渐移动，地球的影子就落在了月球上，并在月球的表面缓慢地移动。

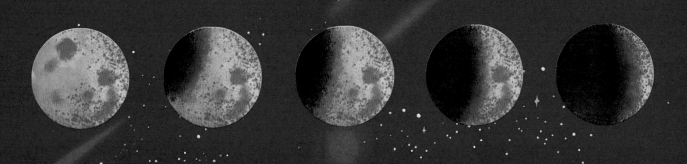

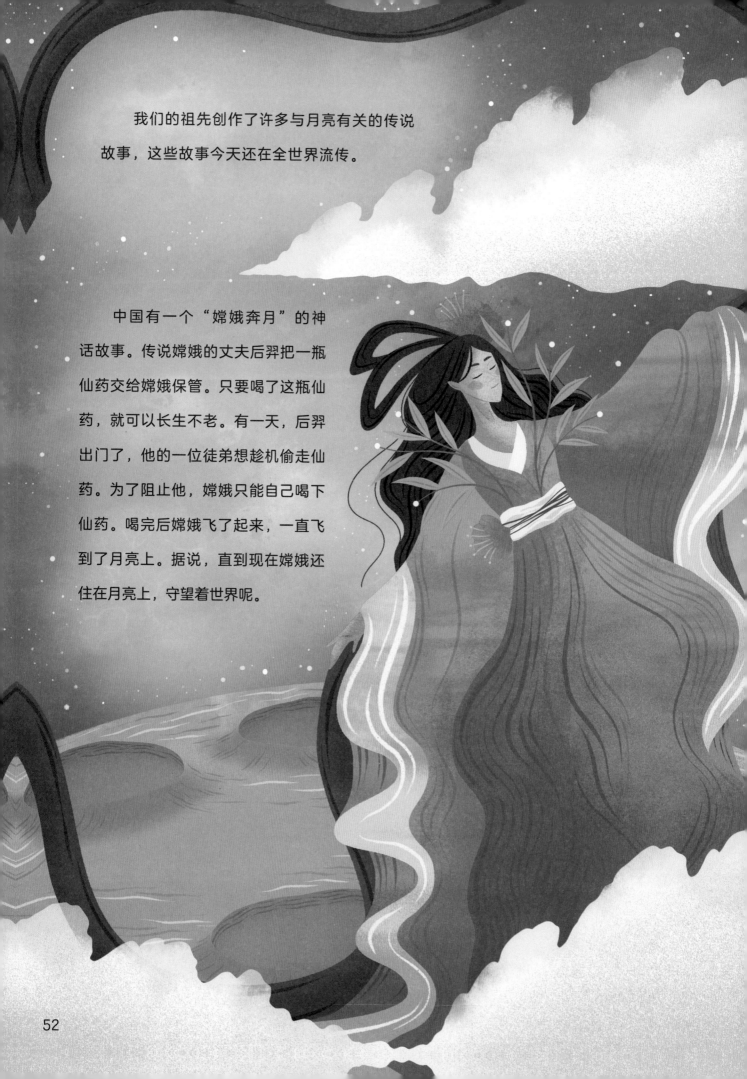

我们的祖先创作了许多与月亮有关的传说故事，这些故事今天还在全世界流传。

中国有一个"嫦娥奔月"的神话故事。传说嫦娥的丈夫后羿把一瓶仙药交给嫦娥保管。只要喝了这瓶仙药，就可以长生不老。有一天，后羿出门了，他的一位徒弟想趁机偷走仙药。为了阻止他，嫦娥只能自己喝下仙药。喝完后嫦娥飞了起来，一直飞到了月亮上。据说，直到现在嫦娥还住在月亮上，守望着世界呢。

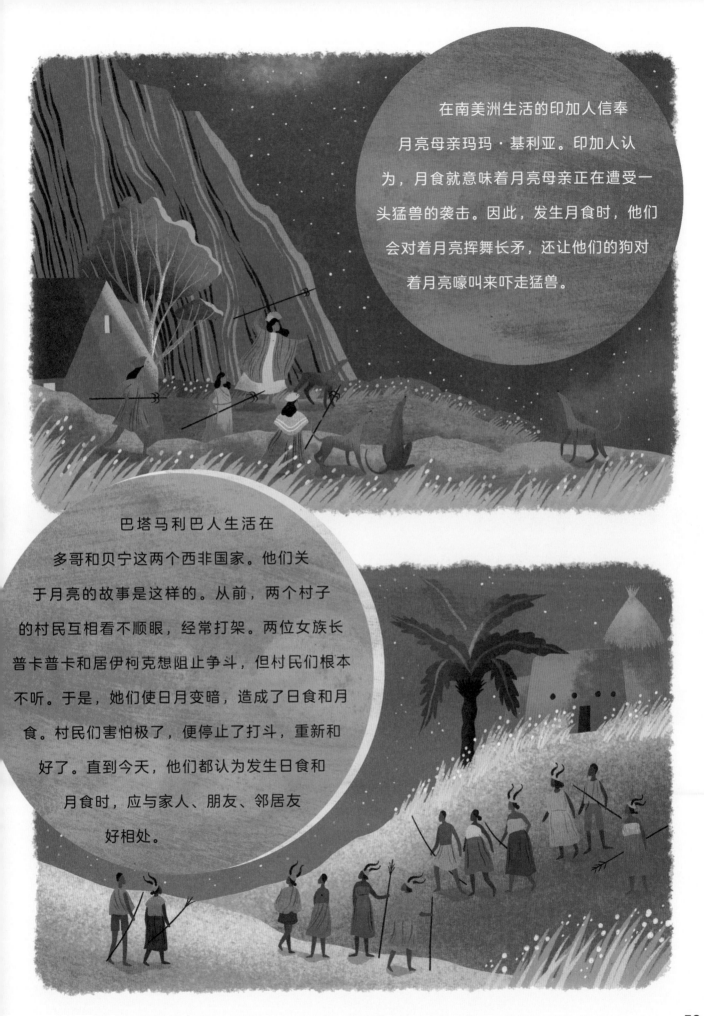

在南美洲生活的印加人信奉
月亮母亲玛玛·基利亚。印加人认
为，月食就意味着月亮母亲正在遭受一
头猛兽的袭击。因此，发生月食时，他们
会对着月亮挥舞长矛，还让他们的狗对
着月亮嚎叫来吓走猛兽。

巴塔马利巴人生活在
多哥和贝宁这两个西非国家。他们关
于月亮的故事是这样的。从前，两个村子
的村民互相看不顺眼，经常打架。两位女族长
普卡普卡和居伊柯克想阻止争斗，但村民们根本
不听。于是，她们使日月变暗，造成了日食和月
食。村民们害怕极了，便停止了打斗，重新和
好了。直到今天，他们都认为发生日食和
月食时，应与家人、朋友、邻居友
好相处。

认识一下作者和绘者吧

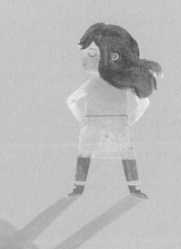

　　夜空中群星闪耀，本书也是如此！我们非常感谢所有作者和绘者，是他们用富有启发性的故事和绘图丰富了这本书的内容。

作者

杰基·麦卡恩

经验丰富的作家、编辑，已经在童书出版业工作多年。她擅长创作非虚构类童书，并与其他优秀的插画师、设计师合作，创作新颖的儿童读物。在本书中，杰基执笔的章节包括《看，月亮》《飞上月亮》和《月亮的秘密》。

珍·阿雷纳

曾是兰登书屋的一名主编，现在是一名全职作者。她创作的儿童读物包括《自由女神节》《高高的林肯》《玛尔塔！大和小》。她生活在美国佛罗里达州。在本书中，珍执笔的章节包括《从日出到日落》《午夜的太阳》《北极光》《探访恒星》《仰望星空》和《星星的故事》。

绘者

艾米·格莱姆斯

插画师，来自伦敦。她的作品色彩鲜艳，画风柔和。艾米的作品是借助数字科技创作的。她手绘了许多图，再通过扫描和一些工具软件，将它们制作成数字化的拼贴画。艾米绘制了本书第40~55页的插画。

安妮莉·布蕾

一位来自英格兰西北部的插画家。在她很小的时候，她就如饥似渴地阅读和绘画。她用画笔创作动物故事，还有一些故事与有魔法的生物有关。她还写了一些与小马驹有关的书。以插画课第一名的成绩从学校毕业后，安妮莉当过书商，还去过世界各地旅行。安妮莉一直从事着故事插画的创作，她对动物和冒险的热爱给了她很多灵感。本书第8~23页的插图由安妮莉绘制。

奥利维亚·霍尔顿

插画师，来自英国兰开夏郡。毕业后，她参与了各种图书项目，这是她第一次绘制宇宙主题童书的插画。她用水粉、铅笔和蜡笔画画，发自内心地享受这份工作带来的乐趣。奥利维亚绘制了本书第24~39页的插画。

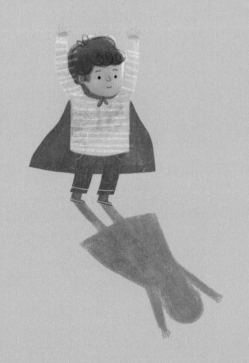

术语表

半球：地球的一半。

轨道：一个物体在天空中绕另一个物体运动时行走的路径。

恒星：本身能发出光和热的天体。

环形山：行星或月球表面因巨物撞击而遗留下的坑。

火箭：由喷气式发动机驱动的交通工具。

太阳系：由太阳以及绕太阳转动的行星、小行星、彗星和流星组成的系统。

天文台：可以观测宇宙天体的地方，常常配有望远镜等仪器。

天文学家：研究太空的科学家。

卫星：①宇宙中绕行星转动的天体。②发射到宇宙中的飞行器，绕地球、月球或其他行星转动。

星系：数量巨大的恒星、气体、宇宙尘埃组成的系统。

行星：宇宙中绕着恒星（例如太阳）转动的天体。

银河：横跨夜空的一条宽宽的亮带，它的亮光来自其中成千上万的恒星。

宇航员：驾驶航天器在航天中从事科学研究的人员。

宇宙：包括地球在内的一切事物共同形成的整体。

轴：一条假想的直线，某物（比如某个星球）围绕着这条线旋转。

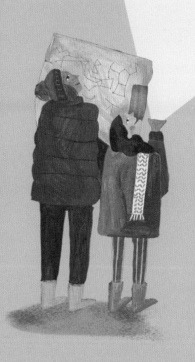

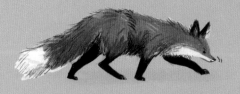

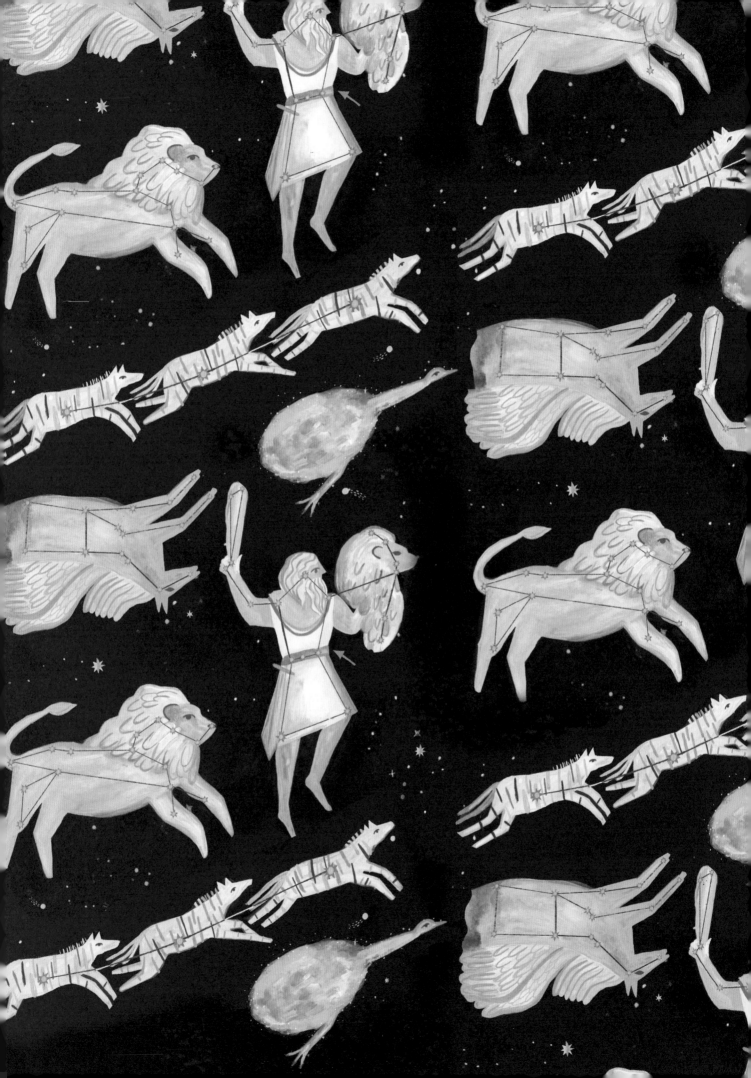